大腦不老化的人都這樣做！

習慣養成×正念減壓×社交互動

58個預防高齡腦技巧，實踐自主生活

日本腦科學權威 西剛志／著 涂紋凰／譯

suncolor 三采文化

前言
大腦年輕者和大腦老化者有何不同？

我在超市購物時曾發生這樣的情形。

收銀台的隊伍前方，傳來有人大喊「為什麼還得花錢買塑膠袋！」的聲音。那是一名大約七十歲左右的男性。儘管店長特地出來解釋，但他似乎無法理解，只是一再重申同樣的主張。只見他突然把錢丟給店員，並大聲咆哮著說「夠了！」然後以驚人的速度從店裡衝出去。

為什麼會有人做出這種事呢？

不在意周圍的事物、記憶變得模糊，一再重申同樣的主張、情緒容易激動……很多人隨著年齡增長，會逐漸出現這樣的傾向。而不知不覺採取這些行為是一種大腦老化的現象，我將其稱為「**高齡腦**」。

另一方面，也有相反的人。即便到了八十幾歲、九十幾歲仍然不斷地挑戰新事物，活潑積極、充滿活力地生活，這樣的人就是所謂的「**超級長青族**」。

超級長青族和大腦會老化的人之間，到底有什麼差異呢？

這就是本書想探討的主題。

我是一名腦神經科學家，在這個領域已經有多年經歷。

我的研究範疇很多元，譬如人類的大腦在生活和思考習慣上如何變化，成功和失敗的人之間大腦有什麼差異等。

結果顯示，高齡腦是後天形成的，**且可透過日常的各種習慣（思考×行為）來改變**。而且，只要改變習慣，就可以遠離高齡腦。

本書以全球各地大腦老化研究所獲得的真實數據為基礎撰寫。

我們的壽命的確越來越長，目前全球最高齡為一百二十二歲，日本也有一百一十九歲，已經進入人類未曾體驗過的長壽世界。

目前有人說大腦最終可以活到一百三十歲以上，但是否真的如此還不能確定。正因為如此，為了讓大腦能夠盡可能長久使用，平時就需要經常保養。

人生只有一次。

我想，很多人都希望全力以赴地活到人生最後一刻。防止大腦老化並且擁有健康清晰的大腦，是每個人的願望。

如果什麼都不做，隨著年齡增長，大腦勢必會持續老化。然而，透過改變思考方式、行為以及日常習慣，大腦將不斷變化。

這本書介紹了**各種防止高齡腦的方法**，但並非必須全部都要照做。你可以從介紹中挑選出「這是我想嘗試的」，也可以選擇最近自己感到不安的部分，以這些方法為主軸實際嘗試解決方案。

最重要的是要持之以恆。因此，如果對任何一個選項感到厭倦，隨時都能夠改用本書介紹的其他方法，只要能夠長期堅持下去，就能使大腦保持活力。

此外，我認為特別重要的事情，會在正文中反覆提到。重複出現的部分對於避免高齡腦非常重要，請各位務必牢記。

不過，結果存在個人差異，如果嘗試後覺得不適合自己，或者是覺得沒什麼用，請換成書中介紹的其他方法。

身為一名腦科學家，我寫這本書的目的，是希望在人們變老的過程中能夠找到幸福。日本已經是一個超高齡化的社會了，正因為如此，我認為若能打造一個老年人也朝氣蓬勃的社會，將會成為全球的先驅，而且在思考人生下半場時，能夠感受到幸福的話，這樣的人生必然美好。
願你能利用這本書，使你的人生變得更加美好。

腦科學家
西剛志

CONTENTS

第3章

診斷大腦老化程度的方法

第4章

讓大腦更年輕的運動

第5章 讓大腦更年輕的健康習慣

第6章 讓大腦更年輕的生活習慣

第7章
讓大腦更年輕的思維模式

第8章 讓大腦更年輕的人際關係

第9章 遠離壓力和失智症的方法

※本書內標示的年齡是日本初版發行時的數據。
※本書介紹的方法因人而異，如果沒有效果或者身體狀況變差，請務必中止，然後嘗試其他方法。

第1章

自己難以察覺的大腦老化

大腦的老化很難察覺

我有一位七十幾歲的朋友啟子（假名），她問我：

「睽違十年和高中同學見面，但對方只講自己的事情，好像對我不太關心。跟以前完全不一樣，會不會是發生了什麼事？」

因為她想知道腦科學家的觀點，所以我這樣回答：

「那可能是因為她已經變老了。」

大腦通常在三十多歲開始逐漸萎縮。到了六十五歲左右，ＭＩＲＩ（核磁共振）檢查的畫面就能明顯地看到「大腦萎縮」的現象。**如果什麼都不做，大腦就會逐漸老化，也就是漸漸變成高齡腦**。

高齡腦會導致人的行為、生活習慣和思考方式發生各種變化。例如說——

・覺得新事物很麻煩
・變得容易忘東忘西
・無法持續專注
・不顧慮他人想法
・經常失誤
・聽力變差

此處列舉的例子只是高齡腦的症狀之一，更多案例與發生原因，會在後面章節陸續提出與說明。

年紀不同時大腦的萎縮情形

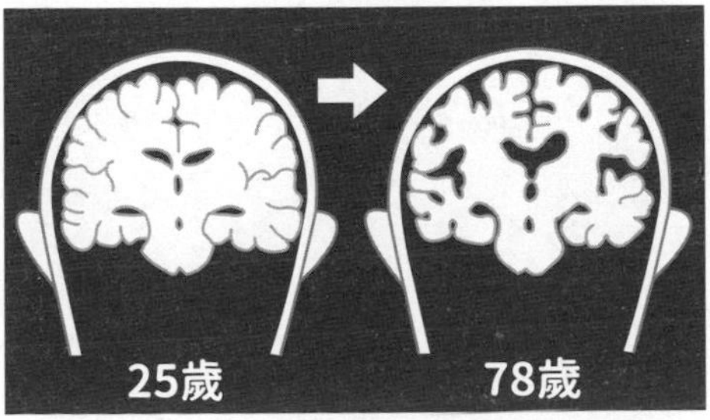

※ 以核磁共振成像描繪的腦斷層示意圖

大腦的巔峰年齡是幾歲？

七十多歲的朋友對我說了這樣一句話。

「因為年紀漸長，最近感覺到大腦的功能正在急劇變差。」

我認為這種感受是事實，但大腦老化的現象其實早在很久之前就開始了。

大腦老化並不只在老年時才發生。

接下來是猜謎時間。請猜猜看以下能力的巔峰年齡，你覺得左邊＿＿裡的年齡是幾歲呢？

1. 資訊處理能力的巔峰年齡　＿＿歲

2. 記憶名字的巔峰年齡　＿＿歲

3. 記住長相的巔峰年齡　＿＿歲

4.專注力的巔峰年齡 ______歲

5.感受對方情緒的巔峰年齡 ______歲

6.語言能力的巔峰年齡 ______歲

這些當然存在個人差異，並不是所有人都是一樣的，但根據哈佛大學以及其他各種研究機構進行的調查數據顯示，答案如下——

1.資訊處理能力的巔峰年齡 十八歲

2.記憶名字的巔峰年齡 二十二歲

3.記住長相的巔峰年齡 三十二歲

4.專注力的巔峰年齡 四十三歲

5.感受對方情緒的巔峰年齡 四十八歲

6.語言能力的巔峰年齡 六十七歲

看到這些數據，你有什麼感想呢？**資訊處理能力在十八歲時達到巔峰**，之後逐漸下降。因此，從腦科學的角度來看，能夠發揮資訊處理能力的工作更適合年輕人。

看到這個數值，你或許下意識會認為：「記不住別人的名字，是因為年紀大了嗎？」

記住名字、記住長相與大腦的短期記憶有關。短期記憶又分為「語言的短期記憶」和「視覺的短期記憶」。

譬如說，當場就能記住電話號碼屬於「語言的短期記憶」。很多人都認為「年輕時能輕易記住電話號碼，但上年紀後卻記不住了」，記得家人手機號碼的人，其實意外地很少。

另一方面，記住他人長相，屬於「視覺的短期記憶」。這種類型的記憶能力從二十多歲上升到三十二歲左右，之後就開始逐漸下降。

對三十五歲之後的人來說，記不得成員很多的偶像團體中每個人的長相是非常自然的。順帶一提，隨著年齡增長會減退的智力被稱為「流動智力」。

五十歲後依然能持續成長的能力

另一方面，五十歲以上的人們其實也有益處。因為五十歲以後也有能夠增強的能力，那就是詞彙能力。**詞彙能力的巔峰在六十七歲**，從前被稱為長老的人，之所以受人尊敬，是因為即使年華漸長，語言能力也不會隨時間老去。

像這種隨著年齡的增長而積累的語言能力，被稱為「晶體智力」。其中，詞彙能力更是能夠大幅增強的能力。

更有趣的能力是「**能夠讀懂對方的情緒**」。十幾歲的人，這項能力比較低落。然後在二十歲左右迅速成長，四十八歲時達到巔峰。在那之後就會急速下降。而到了五十歲、六十歲後，更會大幅地衰退。

這種感覺，或許只有五十歲以上的人才能真正體會。十幾歲的人為了確立自我，會將自己放在意識中心，然而二十多歲成為社會人士後，很多狀況都不得不注意到「他人」的存在。擁有了各種不同的經驗後，就會開始考慮他人的感受，這就是所謂的晶體智力提升。

然而，**到了五十歲左右，有人就會開始不在乎周遭的人事物**。不一定是出於惡意，而是因為大腦能力下降自然而然的結果。

這種趨勢也會影響穿著。譬如說，年輕時就算去附近的便利商店也會穿戴整齊，但是到了五、六十歲，漸漸覺得換衣服很麻煩，有時候就直接穿著居家服外出了，甚至還會穿著睡衣出門，漸漸變得不在意他人的目光。

當「感受對方情緒的能力」進一步衰退時，可能會變成所謂的失禮老人、易怒老人。譬如在家中表現出傲慢的態度，或者在店裡對店員使用粗暴的語言，甚至因為不順自己的意就暴怒……當你超過四十八歲的時候，請記得專注於照顧對方的感受。

不過，在調查「了解他人情緒的能力」時，我們發現另一件事。那就是情況會因人而異，而且變動幅度很大。譬如有些人的能力在四十歲時就達到巔峰，但有些人的巔峰可以持續到七、八十歲。

兩者間的差異到底在哪裡？**能夠保持巔峰期的人，為了不讓大腦老化，採取使各種減緩老化（慢老）和積極地讓自己年輕化的方法（降齡）**。如果什麼都不做，大腦就會自然老化，但是如果巧妙地改善，就可以看到成效。

維持大腦活力，是豐富人生的關鍵。

老化現象：年齡越長，睡眠時間越短

「睡眠品質逐年惡化，完全沒辦法熟睡。請問有什麼好辦法嗎？」

我曾經被問過這樣的問題。有很多年長者，晚上會醒來多次，且醒來後就完全無法熟睡。

目前已知，當人漸漸變老，睡眠時間就會縮短。實際上，據說**每隔十歲睡眠時間就會縮短十分鐘**，所以相較於二十歲的年輕人，七十歲時的睡眠時間大約會縮短五十分鐘左右。這是因為隨著年齡增長，從大腦分泌出的睡眠物質「褪黑激素」會減少；反之，當褪黑激素大量分泌時，睡眠時間就會增長。

然而，褪黑激素從青春期開始逐漸減少，因此隨著年齡的增長，睡眠時間勢必會逐漸縮短。

不過，我有個好消息。二〇一九年公布了一個令全球研究人員驚訝的事實。即使睡眠時間稍微縮短，**睡眠品質也不會因為年齡增長而下降太多**。深度睡眠又稱為「非快速動眼睡眠」，在年齡增長後也幾乎沒有改變。

當人變老後，入睡的時間可能會變長，而且容易在睡眠過程中醒來。但是，睡眠品質仍可以保持和年輕時一樣。

因此，專注於睡眠品質比睡眠時間更重要，如此一來就能打造良好的睡眠（雖然睡眠時間過短也不好）。關於適當的睡眠時間，可能因人而異，有人早起也有人晚起，即使是超級長青族，也有人每天睡超過十個小時，所以這一點也存在個人差異。回顧過去的睡眠習慣，判斷自己的特質很重要。

獲得高品質的睡眠對預防失智症也有幫助。阿茲海默症的成因是大腦中的老廢物質β澱粉樣蛋白逐漸堆積，而這種類澱粉蛋白，只要有良好的睡眠就能消除。睡眠時間較短的人容易在腦中累積β澱粉樣蛋白這種老廢物質，因此，導致阿茲海默症的風險增加。

為了不累積大腦老廢物質，良好睡眠是必要的。要如何才能睡得更好？有幾種方法。

方法① 午睡三十分鐘

習慣午睡三十分鐘的人，與不午睡的人相比，罹患失智症的風險下降幅度高達五十%。然而，午睡時間過長很危險。有報告指出，若午睡超過六十分鐘，會導致晚上的睡眠品質下降，八十歲老年人患失智症的風險增加了一．四倍，請多加注意。

方法② 改善打呼

年紀增長後打呼的聲音可能會變大，而打呼的人可能患有睡眠呼吸中止症，或者是睡眠呼吸中止症的潛在患者。

呼吸中止時腦部會缺氧，增加失智症的風險。年紀越大罹患睡眠呼吸中止症的人越多，調查美國四百萬人後發現，睡眠呼吸中止症患者罹患失智症的風險是一．一八倍。

打呼有時可以通過改成側躺而減輕症狀。另外，也有一些專門診斷呼吸中止症的醫院，找專家諮詢也是方法之一。

方法③　口腔保健

包含智齒在內，牙齒總共有三十二顆，**只要有超過二十顆的牙齒，就容易獲得良好的睡眠**。牙齒數量一少，在睡眠時就無法咬合牙齒，容易阻塞氣管，妨礙睡眠時的呼吸。

如果牙齒較少，不妨考慮做植牙手術，可能會改善睡眠情況（如果是活動假牙，建議諮詢醫生的意見）。

除此之外，還有以下方法可以獲得高品質的睡眠。

方法④　沐浴在陽光下

沐浴在早晨到中午的陽光下，大腦的松果體會製造出睡眠物質褪黑激素，讓人更容易入睡，睡眠的品質也會變好。

方法⑤　減少夜間光害

當我們暴露在兩千五百勒克斯以上的明亮光線，或長時間接觸智慧手機藍光等弱光線時，會導致褪黑激素減少。建議就寢前可以使用暖色系照明或間接照明，讓房間光線變暗。

方法⑥ 降低溫度

睡意是在體溫下降的時候產生的，所以在睡覺前一到兩個小時洗澡，可以使體溫下降，有助於入睡。

方法⑦ 避免晚上攝取咖啡因

睡前三小時飲用雙份濃縮咖啡，想睡覺的時間會延遲四十分鐘。順帶一提，睡前接觸強光會讓入睡時間延遲八十五分鐘，而接觸強光＋喝濃縮咖啡則會延遲一〇五分鐘。

方法⑧ 停止睡前飲酒

酒精可以使大腦放鬆有助於入睡，但會干擾深度睡眠（非快速動眼睡眠），因此不太建議每天飲用。

方法⑨　失眠時，不要強迫自己入睡

強迫自己入睡反而會使大腦緊張，會更難入睡。無法入睡時，不要強迫自己，可以看電視、讀書或做自己喜歡的事情。如此一來，大腦會漸漸放鬆，變得容易入睡。

第2章

只要這樣做，再高齡大腦都不老化

大腦比實際年齡少二十歲以上的「超級長青族」

日本人的平均壽命為女性八十七．七歲，男性八十一．六歲（二〇二〇年統計）。另一方面，在二〇一九年的調查中，女性的健康壽命為七十五．四歲，男性則是七十二．七歲。

健康壽命指的是「在沒有健康問題限制下能夠正常生活的期間」，因此，可以看出七十歲以後有許多人受到健康上的限制。

不過，也有很多人即使八十多歲或九十多歲，仍然享受著健康自由的生活，這樣的人被稱為「超級長青族」。

我將超級長青族定義為「**即使超過八十歲，身體和心靈仍然健康，認知功能沒有衰退，充滿好奇心，不斷挑戰新事物並享受生活的人，也就是指大腦和身體都沒有老化的人**」。

在超級長青族中，也有活到一百歲以上被稱為人瑞的老人（日文稱為百壽者），在這個年齡仍然能夠精力充沛地運動，並且致力於自己有興趣的事情。譬如，其中一個知名的例子是在一〇五歲去世的前短跑選手富久正二先生（於二〇二二年五月引退）。他竟然在九十歲才開始參加田徑比賽！他在一百歲時，於六百公尺的項目創下十六秒九十八的成績，創下百歲跑者的日本紀錄。

另外，一百一十三歲的女畫家後藤百合子（已故），從七十三歲開始在文化中心學習繪畫，八十二歲時獲得現代童畫展新人獎，並於九十六歲時獲得現代童畫展文部大臣獎。據說她在一〇六歲時展開為期十六天的紐約旅行，並在一百一十二歲時取得花牌的初段段位。

日本第一長壽的的田中加子女士（享嵩壽一百一十九歲），同時也是世界第二長壽者，是知名的超級長青族。她從小就好勝心強，據說只要有什麼想法或有趣的事，她都會畫成圖畫或寫成文字，是名筆記狂。

婚後，她幫忙經營了一家麻糬店和花店等多項生意，直到一〇二歲都在店裡工作。田中女士一〇三歲時動了大腸癌手術，但到了一〇四歲時，竟然可以和國中一年級的曾孫進行漢字書寫比賽且壓倒性地獲勝，並一直使用手推車行走到一百一十七歲，據說直到一百一十九歲還能開心喝最喜歡的可樂。

近年，像這樣超過一百歲仍然充滿活力且積極生活的人越來越多。大腦的老化彷彿與他們無關。日本超過百歲以上的人瑞在一九五〇年只有九十七人，但根據二〇二一年的調查，已達到八萬六千五百一十人。

我用表格列出全世界所有一百歲以上的超級長青族。從表格中有沒有看到共通點呢？

在最新的研究當中，超級長青族和非超級長青族究竟有何不同？在下一篇，我們來看看這些重點。

男性超級長青族

人物	國別	逝世年齡	備註
木村次郎右衛門	日本	116	早晨醒來想到的第一件事就是早餐。每天早上吃優格，晚上喝牛奶。長壽的祕訣是「不要吃得太飽，但什麼都吃」。每天固定讀 1 ～ 2 小時的報紙，喜歡看國會實況轉播以及相撲比賽。
艾米利亞諾・梅爾・卡多・德爾・托羅	波多黎各	115	以農夫身分工作直到 81 歲。喜歡鱈魚和牛奶。雖沒結婚，但有過 3 個喜歡的人。

人物	國別	逝世年齡	備註
沃爾特・布魯寧	美國	114	原為鐵道職員。103 歲時戒掉雪茄，108 歲時又開始抽。每天運動，喜歡打領帶。
中願寺雄吉	日本	114	前銀行員。興趣是釣魚和種樹，直到 95 歲後都還會騎腳踏車。每天都要吃三餐。喜歡牛肉和雞肉飯，直到 114 歲了還能吃冰糖。
田鍋友時	日本	113	在市政府擔任土木技師，退休後務農。每天都要閱讀報紙，並持續十幾年寫日記的習慣。喜歡喝牛奶，而且固定下午 3 點喝。112 歲時被問到「你想活到幾歲？」這個問題，他回答「無限」，顯示出他有很強烈的生存意志。
野中正造	日本	113	是擁有百年歷史的「野中溫泉」前經營者。每天吃三餐，並且有閱讀報紙的習慣。晚餐後 8 點就寢，早上 6 點起床。直到 100 歲為止，他都親自做飯、除雪。
胡安・比森特・佩雷斯・莫拉	委內瑞拉	113	截至 2022 年 6 月，是世界上最年長的男性，童年時期獲得老師給他閱讀和寫作書籍，讓他自行學習。有自己的農場。
亨利・阿林厄姆	英國	113	退伍軍人，長壽的祕訣是「香菸、威士忌、野蠻的女人、幽默」。
埃米利奧・弗洛雷斯・馬爾克斯	波多黎各	113	務農。長壽的祕訣是「不生氣」、「幸福的生活就是要充滿愛和少生氣」。
渡邊智哲	日本	112	前公務員。退休後務農為生，每天都要讀報紙。長壽的祕訣在於「不生氣，總是保持微笑」。

人物	國別	逝世年齡	備註
薩圖尼諾·德拉富恩特·加西亞	西班牙	112	鞋匠。在 2021 年的訪談中，提到長壽的祕訣是「過著平靜的生活」。
小出保太郎	日本	112	年輕時是一名裁縫師，一直到 105 歲都繼續在田裡工作。即使超過 110 歲，仍然閱讀報紙。長壽的祕訣是「在不勉強的狀態下享受生活」。
百井盛	日本	112	東大畢業，在擔任農業化學系教師之後，就任高中校長。直到 90 歲前都吸菸，但不暴飲暴食。興趣是閱讀，熟悉《四書五經》等中國古典文獻，並且擅長書法。

女性超級長青族

人物	國別	逝世年齡	備註
珍妮·卡爾門	法國	122	從 85 歲開始學習擊劍，一直騎腳踏車到 100 歲，並在 117 歲時戒掉了從二十多歲開始的吸菸習慣。
田中加子	日本	119	興趣是學習和創作詩歌。喜歡吃甜食。
莎拉·勞絲	美國	119	長壽的祕訣是「不要在意年齡，不吃不喜歡的蔬菜」。

人物	國別	逝世年齡	備註
露西爾・朗東	法國	118	截至 2022 年 6 月為止，是世界上最年長的人。直到 108 歲都以修女的身分工作。喜歡鵝肝、龍蝦、巧克力、葡萄酒。
維奧萊特・布朗	牙買加	117	音樂教師、風琴演奏者。黑人有史以來最長壽的人，100 歲以後才接手丈夫的工作。
艾瑪・莫拉諾	義大利	117	因為丈夫的家暴讓她度過 75 年的單身生活。一天吃 3 顆蛋，喜歡自製白蘭地和巧克力。
都千代	日本	117	喜歡聊天且從不生氣。喜歡壽司、鰻魚、葡萄酒、冰淇淋蘇打。
大川美佐緒	日本	117	直到 110 歲都還能走路。喜歡品嘗美味佳餚、悠閒生活，注重充足的睡眠。喜歡生魚片和咖啡。
瑪麗亞・卡波維利亞	厄瓜多	116	直到晚年仍精力充沛地閱讀報紙、看電視，且不用拐杖就能行走。
豬飼種	日本	116	興趣是裁縫和陶器製作。
讓娜・博特	法國	116	一生未婚，但姪子和姪女經常來探望。
中地茂代	日本	115	曾任小學老師。不喜埋怨，喜歡豆沙包、燒烤、炸雞。擅長寫書法，讓身體能保持挺拔。
北川美奈	日本	115	務農直到 100 歲。興趣是做手工藝。非常喜歡牛肉。

有慾望的人更長壽

年齡增長之後，有很多人的慾望隨之減少。

「最近沒有想吃的東西了」、「對異性的興趣已經漸漸淡了」，你有過這樣的感覺嗎？

不過，並不是所有慾望都會減少。其實，**有些慾望容易減少，有些慾望不易減少**。

從結論來看，食慾、性慾等生理需求都會隨著年紀增長逐漸減少。這是因為隨著年齡增長，促使人產生動力的腦內荷爾蒙——「多巴胺」會直線下降。當多巴胺減少時，食慾和性慾也會下降。

然而，有慾望的人往往更加長壽。根據澳洲蒙納許大學和臺灣國防醫學中心的研究，食慾旺盛的長者更長壽，而其他研究顯示，**食量少的老年人死亡風**

險比食慾旺盛的老年人高出兩倍。

為了更加長壽，我們會希望增加多巴胺的分泌量，但要如何增加慾望的泉源——多巴胺呢？其實用簡單的方法就可以增加了。

具體而言，有以下幾種方法。

- **露出笑容**
- **聽喜歡的音樂**
- **活動身體**
- **看喜歡的人的照片**
- **參加會發生預料外驚喜的活動（例如運動、觀看運動賽事等）**
- **從多個選項當中選擇**

有這些習慣的人，就有可能維持動力，讓大腦長期保持年輕。

雖然有一些慾望會減少，但也有一些慾望不容易減少。譬如對於幸福的渴望。無論年輕或年長，我們對於幸福的渴望一樣存在。

與這種對幸福的渴望密切相關的就是催產素。催產素最近在媒體上經常出現，應該有許多人都聽過。

催產素又被稱為「愛情荷爾蒙」，這是一種在人與動物等生物交流的瞬間會釋放出的荷爾蒙。有養狗或貓的人和有孩子的人，和生物互動的機會很多，也更容易釋出。

據說身體產生催產素時，人就會感到幸福。

根據二〇二二年的最新研究，研究人員調查了年齡介於十八歲到九十九歲的人群，**結果發現隨著年齡增長，人體內催產素的數量不僅不會減少，反而可能會增加**。

雖然多巴胺會逐漸減少，但催產素會逐漸增加。由此可知，無論人們年齡多大都想追求幸福，而這種幸福是透過與人交流獲得的。

年輕時生理需求強烈，但隨著年齡增長會變得平衡；反之，譬如「人與人的交流」的社會性需求比例會越來越高。這種社會性需求，會連結到社會貢獻，藉由志工服務等為他人做事，來提升自身幸福感，也是一種大腦的變化。

儘管生理需求減少，但會透過與人交流、對他人有所貢獻來尋求幸福。這

馬斯洛的五階段需求層次

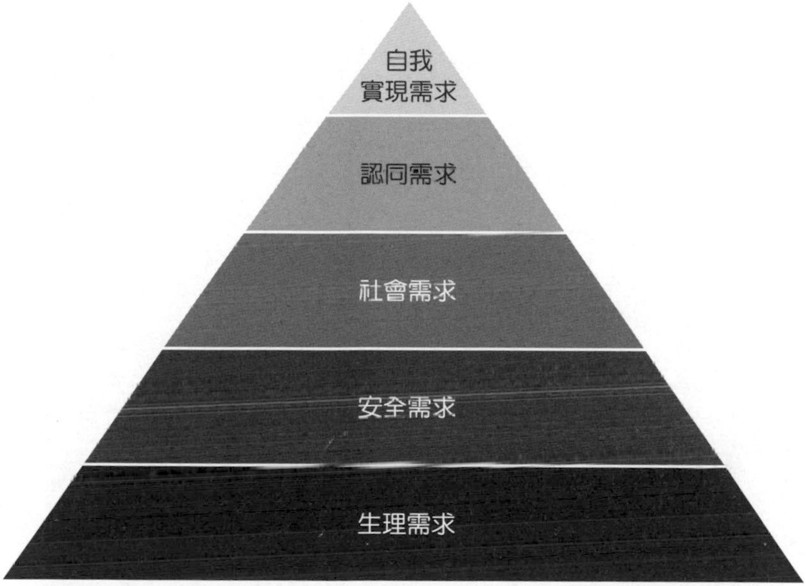

可說是一種人心的成熟不是嗎？比起金錢，更希望對他人有所助益，想要被他人感謝的心情隨年齡增加而增強，這就是成熟人類的象徵。知名的馬斯洛五階段需求層次，提出**最底層是生理需求，當這些需求得到滿足時，社會需求也會得到滿足，最終才會出現自我實現的需求**。這點已在最新腦科學中證實了。生活在相反狀態下的人，幸福感不會提升，大腦也容易老化。

夫婦關係融洽，讓大腦變健康

「我老公（我太太），不管我說幾次都沒有想要改變的意思！」

應該很多人可能都會這麼想吧。

「亂丟東西、吃完東西也不收拾，甚至不會把碗筷拿到廚房。我講了幾十年，他都沒有改變的意思⋯⋯」

為什麼夫妻吵架每次都在吵一樣的事情呢？為什麼說很多次，對方也不會改變呢？

夫妻長年在一起總是難免會遇到倦怠期，共通的話題大概只限於以前的事情或者是電視節目。對於厭倦這種關係的人，我將傳授改善夫妻關係的祕訣，而且是符合大腦特質的方法。

其實，目前已經有很多關於夫妻關係的研究，畢竟世界上有很多人因為相同的理由而煩惱。

改善夫妻關係的方法有兩種。

一、夫妻一同挑戰新事物

二、確實慶祝紀念日

你可能會覺得：「就這樣？」但是這麼簡單的事情，其實就可以大大改變夫妻關係了。接下來容我具體說明。

一、夫妻一同挑戰新事物

在這種情況下，**重點在於一起體驗「非日常」的情境**。

在夫妻用彼此身體夾枕頭進行障礙賽跑的實驗中，出現了驚訝的「加深感情的效果」。時間限制六十秒，兩人互相吶喊，熱熱鬧鬧地衝向終點，這就是所謂非日常的經歷。

重中一次，重要的是去做平時不會做的事情。因此，如果只是一起去附近超市購物之類的活動，就無法產生效果。一起體驗不穩定的感覺是很有幫助的，儘管一個人進行會有點不安，但若是兩個人一起，就會覺得可以嘗試。

〈年長者的非日常範例〉一起划船、玩捉迷藏、閉眼猜食物、逛鬼屋、觀賞運動比賽、觀賞充滿刺激和浪漫感的動作片或愛情電影等。

一起體驗突發事件和不穩定的事情可以突破倦怠期！

除此之外，還有所謂「吊橋效應」。這種效應指的是一起經歷過彷彿在搖晃的吊橋上感受到不安，或者是在引起強烈恐懼感的地方見面，就會容易對對方產生戀愛感。

一起經歷過那樣的體驗後，會在記憶中深深留下痕跡，當時的快樂和幸福感也會持續下去。反之，**購物時感受到的喜悅和幸福就無法長久**。

二、確實慶祝紀念日

「過生日已經不值得開心了，所以不需要慶祝和禮物。」

你有沒有對伴侶這樣說過呢？這是導致夫妻關係陷入倦怠期的ＮＧ詞彙。當然，對大腦也會產生負面影響。

讓夫妻關係變好的第二個祕訣就是「好好慶祝紀念日」。話雖如此，也不需要拘泥於紀念日。

譬如，夫妻共享一頓特別的大餐也很有效果。此時需注意的是不要外帶回家吃，而是去平常不太去的餐廳用餐。因為這樣才會產生正在體驗新事物的感覺，就和剛才的「夫妻一起挑戰新事物」一樣。

人際關係好，認知功能和幸福度會提升

日本的幸福度在全球排名很低。從第一名的芬蘭到第八名的挪威，幸福度前八名都是歐洲國家。反觀日本，則是第五十四名。

我想變得幸福！雖然大家應該都這麼想，但為何日本人感受幸福的能力較低呢？

哈佛大學的研究中，有個有趣的數據。數據指出：「**當人際關係滿意度高時，幸福度也會提高**。」夫妻、孩子、朋友，無論對方是誰，只要有一個自己認為感情好的人，人們就能夠感受到幸福。

在現今家庭關係中，有雖然是夫妻也不一定關係很好的例子，彼此互不關心的情況也很常見；家長和孩子的儘管關係不差，但也算不上「感情好」。

2022 年的全球幸福度排名

排名	國家
1	芬蘭
2	丹麥
3	冰島
4	瑞士
5	荷蘭
6	盧森堡
7	瑞典
8	挪威
：	
27	臺灣
52	模里西斯
53	烏茲別克
54	**日本**

出處：World Happiness Report

交友也一樣，縱使認識的人很多，但能說是「感情好」的朋友又有多少呢？如此想來，所謂的感情好，或許是看似簡單，但實際上並不簡單的關係。

人類是社會性動物，所以與周圍的人建立關係生活，會比獨活

更能提升幸福感。在大腦內感受到交流的瞬間，就會分泌催產素並活化腦部，也能增強認知功能。

相反地，老年時期所感受到的孤獨情緒會增加失智症的發作風險，也就是孤獨感與失智症發病的可能性成正比。

以夫妻關係為例，經常能聽到一個人在失去伴侶後，因為強烈的孤獨感而罹患失智症的案例。此外，也有人異常老化。總之，孤獨感是大腦的強敵。

與他人建立聯繫不僅能從下視丘釋放催產素，還能活化大腦。由於它能大量應用前額葉皮質（Prefrontal cortex），因此有可能進一步減緩大腦老化，並改善高齡腦的症狀。尤其是在東北大學的研究中，發現**直視對方眼睛交談，可以活化前額葉皮質**。

我們也**發現超級長青族擁有高度的正向社會關係**。這是也是人與人流所產生的效果呢。

另一方面，與不擅長面對的人或討厭的人相處會讓大腦產生壓力。負面的社會關係對大腦有害無益，有幫助的是正向的社會關係。

重要的不是數量，而是品質

還有一個重點。即便是正向的社會關係，數量也最好不要太多，數量太多，大腦是無法處理的。**數量不重要，重要的是關係的品質**，擁有能推心置腹的親密朋友是很重要的。

如果已經有那樣的對象，那非常好；如果沒有，建議去找到能推心置腹的朋友。然而，我也聽到過這樣的意見：「我與妻子並非任何事情都能談」、「我和孩子的價值觀相差太大」、「雖然公司同事和朋友變多，但成年後很難建立起可以稱之為至親的朋友」。

針對這樣的人，在第二百一十五頁介紹了創造這種好友的方法。

順帶一提，雖然說只要有一個感情好的對象，就能提升腦部認知功能和幸福度，但這並不代表你不需要兩個以上的好朋友，有很多好友是一件好事（再重申一次，但不需要太多）。此外，我稍後將進一步說明，建構新的人際關係也對大腦具刺激作用。就算已經有一個以上的好友，但也需要持續挑戰建立新的人際關係，這就是活化大腦的方式之一。

雖然這有點離題，跟大家分享以下的調查結果。

「經常去小酒吧的人幸福度較高。」

我當時覺得，怎麼會有人連這種事都調查，但結果真的很有趣。相較於去大型酒吧的人，去小型酒吧的人更容易與他人親近，並且在小酒吧交流也能提升大腦的認知功能。這項調查結果也顯示「擁有熟悉的小酒館或小酒吧的人幸福度較高」。的確，我有好幾個朋友非常喜歡小酒館，他們都很開心擁有自己常去的小酒館，所以經常會跟我分享在小酒館發生的事情。

自由的人不易老，認真的人老得快

超級長青族還有其他的共通點，那就是自由自在地做自己喜歡的事情。譬如說，很多超級長青族會吃自己喜歡的食物。除此之外的其他事情也一樣，他們不會限制自己，而是會去做自己喜歡的事情。

不能這樣做、這個時候要忍耐，不會對自己施加這種限制的人更容易長壽。**因為當大腦受到限制時，狀態就會變差，導致不容易分泌讓人產生動力的荷爾蒙，也就是多巴胺**。

反過來說，以下的人群容易限制自己，應該要多加小心。

- **太過認真**
- **頑固**

・對自己要求嚴格
・不嘗試新事物

限制自己，只會給大腦帶來負面影響。實際觀察超級長青族，就會發現他們傾向吃自己喜歡的食物，即使年老也會嘗試新事物，同時也有很多人適度地享受飲酒的樂趣。

曾經是美國最長壽者的莎拉・勞絲（享嵩壽一百一十九歲），據說她從不吃自己討厭的蔬菜。英國最長壽紀錄保持人，前軍人亨利・阿林厄姆（享嵩壽一百一十三歲）則熱愛菸草、威士忌、女人和幽默。

目前透過各種研究了解到：壓力會加速腦部老化，所以最好盡量避免給腦部帶來壓力。在對兩萬名日本人進行研究後也發現，當**人置身於能夠自主做出決定的自由環境中時，在健康與人際關係上，幸福度表現最佳**。

而且，做自己喜歡的事情會產生各種刺激，對大腦來說也很有幫助。舉例而言，當你享用喜愛的食物時，那種「好吃！」的情緒不僅來自於味覺的刺激，還包括嗅覺、視覺等各種刺激。

不要限制自己「到了這個年紀，這種東西最好不要吃」，而是告訴自己「喜歡的食物就是身體需要的」，以自己喜歡為優先的方式生活，正是保持大腦年輕的祕訣（不過，當然還是要考慮到其他疾病等限制的情況）。

無論幾歲，大腦神經網絡仍能增加

「最近無論做什麼都覺得很麻煩，一點動力也沒有。」

如果這種情緒越來越強烈，就表示你已經開始轉變成高齡腦了。或許也可以說是動力腦正在老化。然而，在這種情況下，仍有一種方法可以促進多巴胺分泌。**那就是嘗試自己想做的事情，只需嘗試二十秒就好**。

大腦有一種叫做「作業興奮」的特性，一旦開始做某事就會一直做下去，譬如說，雖然覺得打掃很麻煩，但如果想著「只做二十秒」的話，最後還是會打掃一陣子。

當我們想要做一件大事時，往往會提不起勁行動，但若是小事卻會試著去做。超級長青族也是如此。儘管看起來似乎在做一件大事，但實際上常是從小事開始的。先是開始走路，覺得有趣才開始挑戰馬拉松；因為喜歡簡單的生活，每天上傳生活照，不知不覺成了IG網紅，這些都是從小事開始的例子。

除此之外，挑戰新事物也可以活化大腦。**挑戰新事物具有維持大腦功能的效果**。大腦的神經網絡會因為挑戰新事物而增加。

人類的大腦細胞隨著年齡增長而減少的同時，神經網絡好像也會隨之減少，這個論點其實只對了一半。大腦細胞的數量的確會減少，但是**神經網絡並不會隨著年齡減弱，反倒會隨著經驗增加**。

神經網絡透過大量神經細胞連接，支撐著大腦各種活動，例如記憶、學習、運動，以及為了生存所需的各種知識。

當你開始接觸新事物時，神經細胞之間的連結就會建立起新網絡，即使是老年人也擁有這種能力。神經網絡的增加，不會受年齡限制。

然而，如果不嘗試新事物，就無法得到刺激，神經網絡也無法形成。

無論幾歲，超級長青族的大腦都不會老化，正是因為他們的腦神經網絡數量龐大的緣故，從超級長青族都是會挑戰新事物的人就能明白這一點。

國立長壽醫療研究中心的西田裕紀子副部長，在一項針對一千五百九十一名四十歲到八十一歲的男女進行為期六年的大規模調查研究後，得到了「喜歡嘗試新事物的人」即使年紀增長，其認知功能卻幾乎沒有受到影響的結論。

不挑戰新事物的人，大多認知功能較差，六年後更會進一步降低。然而，「喜歡挑戰新事物的人」經過六年後大腦的認知功能仍然沒有減弱。同時，我們也了解到，好奇心越旺盛，記憶的鞏固率也越高。

增加與刺激大腦的人接觸的機會

不再繼續減少各種慾望，也是不讓大腦老化的必要手段之一。

重點在於刺激。譬如說，由於新冠疫情，與人見面和出門的機會大幅減少，對大腦的刺激也明顯減弱。

有意識地多多刺激大腦，就是不再減少「慾望」的祕訣。尤其是與人的聯繫帶來的刺激，對防止大腦老化有莫大的幫助。因為催產素也能活化多巴胺，與社會連結不只能帶來幸福感，還有可能激發生活的慾望和動力。特別需要注意的是，不要只與同一群人接觸，而是要增加與年輕人或超級長青族的交流機會，這樣才能為自己的大腦帶來刺激效果。

開始新的嗜好或社會活動，就是很好的契機。請務必按照第一百二十九頁介紹的具體方法親自實踐。

過度壓抑會導致大腦老化

嘗試新事物雖然重要，但也有需要注意之處，那就是不要過度勉強自己。「年輕時雖然能勉強硬撐，但超過六十歲後就無法再做這種事了。稍微硬撐一下，身體狀況就立刻變差。」

前幾天，一位六十幾歲的友人說了這樣的話。雖然仍然像年輕的時候那樣努力，但身體已經跟不上，反而自己倍感壓力。

不過，從大腦的角度來看，超過六十歲之後不再勉強自己是正確的，因為勉強硬撐只會加速大腦老化。

勉強自己就會讓大腦感到壓力，進而加速大腦的老化。

然而，因為不想勉強自己而懶散、只追求享樂，對大腦也也會產生負面影響。東方有一種思想叫做中庸，中庸是一種平衡，而且充滿能量的狀態，這種平衡一旦被打破，人就會生病或產生心理創傷。

其實目前已經發現，情緒煩躁時，年長者的大腦也會失去平衡。當我們感到煩躁不安時，只有左腦處於活躍的狀態，這種偏重會讓大腦產生負擔，若左腦和右腦平衡，狀態是最好的。

不只大腦，身體失去平衡也是導致腦部老化的原因之一。譬如說，蹺二郎腿就對身體平衡不好。

當你蹺二郎腿時，在此刻坐姿狀態下的背部就會位移，這種位移會導致骨骼失去平衡。因為當身體向左或向右傾斜時，大腦會同時運作試圖調整以保持平衡，而進行這種調節也會使大腦產生壓力。

大腦就這樣從姿勢不良的蹺腳開始慢慢變成高齡腦，而無論年紀多大都能保持年輕並且大腦不衰老的人，大多數都姿勢良好。

話題有點走偏了，繼續回到不要勉強硬撐的主題上吧。

我的研究主題之一是成功者的大腦。我至今還在調查成功者的共通點究竟是什麼，但目前已知其中一個**成功的必要條件就是「不勉強自己」**。

你可能會感到意外。成功的人可能會認為他們是靠勉強自己而取得成功的，但事實上「不勉強自己」才是最重要的。

勉強自己去做超越自身能力範圍的事，有可能獲得一時的成功，但要持續卻很困難。

在自己擅長的領域內，無須勉強，持續推展事業才是成功的祕訣。

中高齡人獨有的「休息基因」，避免大腦損傷

你聽說過「長壽基因」嗎？這是一種控制壽命和老化等元素的基因。最近，關於長壽基因有重大的發現。研究者發現了一種名為我稱之為「休息基因」（REST gene）❶的基因。休息基因的厲害之處在於，它能保護大腦免受損傷。

二〇一九年，哈佛大學的研究團隊針對大腦銀行提供的年長者腦部進行研究後發現，年齡超過一百歲的人，大腦中的「休息」基因，比七十至八十歲去世的人要多出許多。

休息基因具有抑制大腦過度活動的作用，透過和緩全身活動減輕負擔，其延長大腦壽命的效果，已受到全球矚目。然而，儘管截至目前為止，我都一直鼓勵大家挑戰新事物，建立新的人際關係，但是絕對不能過度。

活化大腦固然重要，但同時也必須抑制過度活化。年齡增長後，若仍像年輕時那樣積極活動，細胞就容易受損，這就細胞的觀點來看屬於NG行為。但是，一旦形成習慣，人們就很難改變，有時候人總是會不經意地太過積極，或是不知不覺勉強自己。

這個時候幫忙踩煞車的就是休息基因。

當人邁入中高齡之後，會感覺到自己不像年輕時那樣充滿熱情和動力，這也是大腦為了自我保護而產生的防禦機制。因此，「最近不像以前那樣充滿熱忱」或者「動力減弱」其實並非壞事。相反地，這是大腦為了保護自己的大腦和身體所必須做的事情。同時，人也會變得冷靜。

昔日活躍於職場的人，突然失去熱情和幹勁時，就會苦惱自己怎麼了？或是想要找回以前的自己，不過這些都是隨年齡增長而產生的現象，在一定程度上是無可避免的。也許把這種現象想成「**熱情和幹勁減退並不是自己的錯，而**

❶休息基因的「休息」和一般狀況的休息是完全不同的意思。

是基因的錯」比較好。實際上，這種休息基因，能夠抑制大腦老化並預防阿茲海默症。

請試著思考一下：人若到了六、七十歲，還像以前那樣活動，身體真的會吃不消。為了保護生命，這是必要的機制。

熱情和幹勁的減退，就表示休息基因正常運作著。因此，我認為只要改變視角，將「冷靜」視為強項就好。

休息基因等長壽基因的任務之一，**用一句話來概括就是「珍惜自己」**。

再重申一次，我之前一直都說挑戰新事物很重要，所以有人可能會覺得我的說法很矛盾。沒錯。這就是大腦有趣的地方，若只偏重其中一邊，就是ＮＧ行為，重要的是平衡。挑戰並擁有生活意義很重要，但也要適度；對自己溫柔也很重要，但是過度溫柔就會產生反效果。這正是之前我們已經提過中庸的重要性。

擁有生活目標，大腦就會發生巨大變化

「你的生活目標是什麼？」被問到這個問題時，你會如何回答呢？能夠馬上回答的人，大腦認知能力不容易衰退。

在美國，有一項調查在研究：生活目標與大腦之間的關聯性。

調查內容

針對二百五十名年長者進行長達十年的調查，並在他們去世時做腦部解剖。結果顯示，生前有生活目標的人和沒有生活目標的人之間具有明顯差異。

擁有生活目標的人，即使大腦萎縮，認知功能仍然很高。

生活目標沒有標準答案，只要想真心實踐就可以了。

培育植物、收集郵票、精通高爾夫、幫忙帶孫子……真的什麼都可以。

譬如說，把支持偶像當成生活目標，或認真當一種運動的粉絲，我覺得都很好，把旅行當作生活目標也不錯。光是設定旅行這個目標，就會發現認知功能隨之提升。

當你有了旅行計劃，是否在去旅行前，就感到自己能再繼續努力而且精神飽滿呢？就是那種感覺。只是擬訂計劃，就能讓大腦前額葉皮質活化。除此之外，**相較於追求大規模的生活目標，容易達成的小小生活意義**更能夠活化位於前額葉皮質尖端的前頭極皮質。

反之，如果沒有生活目標，大腦功能很有可能下降。

特別是在新冠疫情的影響下，不出門、不運動，甚至沒有生活目標，對大腦來說會造成各種負面影響，罹患失智症的風險也會自然增加。

希望各位能將生活目標融入日常之中。

如果是一整年的目標，可以擬訂一場旅行或者去聽音樂會等。如果是日常目標，可以告訴自己「這項工作結束後，我要去吃蛋糕」之類的。

有些人工作時，會期待著每晚喝酒的時間，這在腦科學上也是一種正確的行為，這些行為具有改善並預防高齡腦的效果。

每天都能實踐，對大腦有益的生活方式

我有一位朋友決定**每天都要嘗試一件新事物**。就算只是一點小事也好，這位朋友都會讓自己去做之前從未做過的事，而且也養成這樣的習慣。

譬如說，在超市或便利商店買從來沒買過的零食，嘗試走附近從未經過的道路，觀看從未看過的電視節目，嘗試在餐廳點一些平常不會點的菜……什麼都可以。

聽到這件事，我認為這個朋友一定知道**對大腦有益的生活方式**。嘗試新事物對大腦有益，然而對某些人來說，似乎很難養成習慣。在我詢問之後，發現這樣的人會把「新事物」想得太過誇張，其實像我這位朋友一樣，「做一點小事」就夠了。只要有一點改變，大腦就會隨之改變。

如果是有散步習慣或者走路通勤的人，可以試著每天改變路線。

培養去圖書館和書店的習慣也對大腦有益。

實際上，研究報告也指出，有閱讀習慣的人健康壽命較長。

「新事物」不只是改變行為，也可以改變環境。

嘗試在房間裡擺放花卉和綠植，改變房間的樣貌，改變睡覺的寢室，嘗試將枕頭放在相反的位置……像這種小事也好，請務必實際嘗試看看。

對大腦有益的好習慣

嘗試在桌上放花朵或綠植	嘗試從另一隻腳穿上鞋子
改變衣服的顏色	嘗試對從未打過招呼的人打招呼
觀賞一部不同類型的電影	嘗試買一些新的電子產品
打開平常不看的電視頻道	嘗試點一道平時不會點的菜
嘗試更改手機的待機畫面	嘗試改變步行速度
改變家中空氣清新劑的香味	嘗試更換指甲和妝感
聽不同類型的音樂	嘗試改變髮型
嘗試改變睡覺的位置和方向	嘗試留鬍子
嘗試用新的沐浴劑泡澡	搭乘從未搭過的交通工具
嘗試改變用餐的地點	嘗試進入不熟悉的商店
不選擇坐電梯，而是試著走樓梯	在便利商店買些平常不買的東西
嘗試改變睡衣	嘗試改變呼吸的節奏
嘗試用背包而不是手提包	嘗試換一個枕頭

第3章

診斷大腦老化程度的方法

檢測大腦老化程度的方法①

由於高齡腦的症狀很難自己判斷，譬如與以往相比變得更加頻繁，程度變得更加嚴重等，因此我準備了「高齡腦自我診斷檢查表」。各位可以透過這份診斷了解自己大腦的狀態。請確認以下的三十五個項目，並診斷自己的腦老化程度。

高齡腦自我診斷檢查表

在 A ～ E 的七個問題中，符合的選項請打勾，並統計數量。請憑直覺勾選，不要思考太久。

A.

- □ 覺得去新的地方很麻煩
- □ 無法集中注意力
- □ 聽不懂最近的流行歌曲
- □ 沒有太多想吃的東西
- □ 對新商品沒有興趣
- □ 與過去相比，現在很少讀書
- □ 一直在講以前的事情和「那個時代」有多美好的話題

共 ____ 個

B.

- □ 無法記住別人的名字和長相（偶像的臉看起來都一樣）
- □ 會反覆說同樣的事情
- □ 忘記約定的日期、時間和地點
- □ 不斷確認有沒有忘記什麼東西
- □ 因為要辦事而去某個地方，卻忘記要做什麼
- □ 不知道把東西放在哪裡
- □ 不自覺買了兩次相同的東西

共 ____ 個

C.

- ☐ 比起思考後再購物，現在更常憑直覺買東西
- ☐ 有將資訊全盤接收的傾向
- ☐ 無法同時做兩件事
- ☐ 對於進度過於樂觀而導致遲交文件
- ☐ 在烹飪、計算和駕駛時，會出現疏忽失誤
- ☐ 被過去的成功經驗束縛，往往做出相同的選擇（點一樣的菜、經常與同一個人來往等）
- ☐ 衝動的行為次數變多（變得沒辦法等待）

共 ______ 個

D.

- ☐ 對他人的意見越來越少產生共鳴
- ☐ 開始不在意服裝
- ☐ 不怎麼聽別人說話
- ☐ 即使被批評，也不在意
- ☐ 經常對店員說話不禮貌
- ☐ 收到禮物後，也不太開心
- ☐ 發現自己有時候會傷害到別人

共 ______ 個

E.

- □ 經常聽錯名字
- □ 如果不調高音量，就會聽不太清楚
- □ 在嘈雜的環境中，很難對話或打電話
- □ 有時候會聽不到高音
- □ 被周圍人說電視和音樂的音量太大
- □ 很難分辨聲音的方向
- □ 如果對方語速太快，就會聽不懂

共 ______ 個

診斷結果

A～E 的每個項目中，有超過四個以上符合的話，就表示你有可能屬於該種的高齡腦類型。

A. → 缺乏動力型的高齡腦

你的大腦可能面臨分泌動力荷爾蒙多巴胺的紋狀體功能衰退。

B. → 記憶減弱型的高齡腦

你的大腦可能出現記憶中樞海馬迴以及與記憶相關的區域功能下降的狀況。

C. → 客觀判斷減弱型的高齡腦

你的大腦可能面臨主宰客觀觀察、判斷和抑制情緒相關的前額葉皮質衰退的情形。

D. → 共鳴減弱型的高齡腦

你的大腦可能有些區域正在衰退，包括前扣帶迴皮質和島葉等可以理解他人情感的地方。

E. → 聽覺減弱型的高齡腦

你的大腦可能面臨收集聲音刺激輸入內耳組織、聽覺中樞以及認知功能的全面衰退。

高齡腦的自我診斷，可能存在自我認知錯誤的風險，建議由家人朋友等第三方進行診斷，並將自身診斷結果與第三方診斷比較，可獲得更準確的判斷。如何？或許有些人出乎意料符合高齡腦症狀，也有些人覺得自己沒問題。

不過，最重要的是，**無論是誰，大腦老化都不是好事**。從最新研究中，我們已經知道有很多方法能夠防止高齡腦惡化，甚至遠離高齡腦。這就是本書要介紹的方法。

另外，即使現在還不是高齡腦的人，最終也可能會進入高齡腦的狀態，因此請利用本書介紹的方法來預防。為了讓人活到八十歲、九十歲大腦都不老化，本書將介紹許多相應的方法。

在此，我想向大家傳達一個讓全世界都感到驚訝的事實。

那就是腦神經細胞在超過七十歲之後仍然能夠新生。

以前我們一直認為只有新生兒才會產生新的神經元，成年之後就不再生長。然而，透過全球性研究發現，人們成年後，甚至在九十歲後，神經也能夠重新生長。也有隨著年齡增長大腦萎縮，但大腦功能（認知功能）也沒有完全不衰退的人，因為會產生新的神經，所以能夠持續保持大腦年輕。

檢測大腦老化程度的方法②

還有一種方法可以立刻診斷大腦的老化狀態。那就是**單腳站立診斷法**。這個方法非常簡單，為了了解自己的狀況，請一定要試試看。

診斷方法

請站起來，在閉上眼睛的狀態下，單腳站立。請計算你能夠用單腳站立的秒數。

※因為可能會跌倒，請不要勉強自己，另外請選擇周遭沒有障礙物或者物品的地方進行檢測。

只要這麼做就能診斷大腦是否開始老化。你單腳站立了多少秒呢？

此測驗的基準值是三十秒。**能夠閉上眼睛超過三十秒單腳站立的話，就表**

示大腦仍然年輕。反之，少於三十秒的人則已經出現高齡腦的現象。

閉上眼睛單腳站立時間，有以下的參考基準。

- **平均五十八．八秒 → 腦年齡三十多歲**
- **平均三十二．九秒 → 腦年齡四十多歲**
- **平均二十三．七秒 → 腦年齡五十多歲**
- **平均九．四秒 → 腦年齡六十多歲**
- **平均四．五秒 → 腦年齡七十多歲**
- **平均二．九秒 → 腦年齡八十多歲**

（此統計數據由國立長壽醫療研究中心根據各年齡段的平均值＊三十多歲的人數計算，每個年齡段則分別抽樣五十人的平均值。）

簡單來說，腦年齡和年齡呈現反比。譬如說，能夠閉眼單腳站立四．五秒的人，腦年齡相當於七十多歲，而能夠站立三十二．九秒，則表示腦年齡大約是四十多歲。實際年齡三十多歲，但腦年齡五十多歲的大有人在，反之亦然。

第一步，請掌握自己的大腦狀態。

另外，若雙眼睜開單腳站立無法持續超過二十秒，有可能是罹患些微腦出血的「無症狀腦中風」等疾病，需要特別注意。

即使能長時間睜眼單腳站立的人，也有可能一閉上眼睛就撐不住。很遺憾，這樣的人大腦也已經進入老化狀態。

當眼睛張開的時候，人會透過視覺來維持平衡感。當視覺完全被遮蔽的時候，我們才會用身體真正的平衡感來站立，而不是依賴視覺訊息。**這種「身體真正的平衡感」與大腦的狀態成正比**。

因此，首先請自我診斷，以確認大腦的狀態。如果閉上眼睛沒辦法持續單腳站立三十秒以上，也可以透過訓練來達到站立三十秒，如此反向訓練大腦。

只要重複進行以下步驟訓練即可。

每天進行多次訓練，直到能夠閉上眼睛站立超過三十秒為止。如此一來，身體會慢慢熟練，單腳站立的時間應該會隨之變長。其實這是第 4 章中提到的協調運動（第八十九頁）之一，是一種對大腦有益的運動。

順帶一提，單腳站立不只是肌力的問題。雖然和肌力也有關係，但除了肌力外，還和諸多其他能力相關。如果只是肌力問題，無論張開眼睛還是閉上眼睛，照理說站立的時間都是一樣的才對。

單腳站立的練習，即使短時間也能有效果。

平衡能力是生活中非常重要的能力，甚至對能否自立生活產生影響。根據一項研究指出，具有良好平衡能力的人，在十四年後依然具有高度自立生活的能力。另外，研究也顯示，步行速度快的女性比較容易獨立生活，平衡能力越低，就越難獨立生活。

此外，單腳站立也有預防跌倒的效果。還有研究結果發現，那些能夠睜眼單腳站立三十秒的人，在近一年內沒有任何一個跌倒過。除此之外，睜眼單腳站立能力強的人，膝蓋關節的可動範圍較大，在行走時較能夠站穩腳步。

而能夠睜眼單腳站立，與死亡率也有相關。

有數據顯示，四種身體功能較差的人死亡率較高。這四種身體功能包含睜眼單腳站立、握力、步行速度、從椅子起身的時間。睜眼單腳站立的時間在三十至九十秒，死亡率為一．一二倍；在三十秒以內的話，死亡率提升至三．七五倍。握力弱的話，死亡率為一．六七倍；走路速度慢，死亡率為二．八七倍；從椅子起身速度慢，死亡率則為兩倍。

另外，研究也顯示，就算能睜眼單腳站立，但兩腿之間有十秒以上的差距時，就可能會產生移動能力下降的風險，這就是所謂的運動障礙症候群。

也就是說，能夠單腳站立，對健康的正面效果超乎想像。

高齡腦的五大類型

大腦有「容易老化的區域」。以這些區域為基準，能夠將高齡腦劃分成五種類型。

- **類型1「動力腦」的老化**
- **類型2「記憶腦」的老化**

・類型3「客觀判斷腦」的老化
・類型4「共鳴腦」的老化
・類型5「聽覺腦」的老化

類型1「動力腦」的老化

難以找到動力，這是高齡腦的特徵之一。

年輕時，我們能夠全力以赴地在工作中取得成果，為了通過考試而拚命學習，或是放假時到處去海外旅行等，有豐沛的動力做很多事情，但是隨著年齡增長，這些動力就逐漸減弱。尤其是那些年輕時充滿動力的人，會很難接受自己不如以前充滿熱情。雖然覺得「自己應該能夠做得更多」，但心靈和身體卻無法像過去一樣熱血沸騰。有些人甚至因為這種差異而感到苦惱，這就是動力腦的老化。

「動力腦」的老化特徵	
◎ 各種動力下降（生活、興趣、工作等）	
◎ 注意力下降	◎ 無法跟上潮流
◎ 對新商品沒有興趣	◎ 只會懷念過去的事情
◎ 想要依附過去	

除此之外，像是「沒辦法馬上想到自己想吃的東西」等狀況，表示慾望越來越少，「對以前做過的事情感到厭煩」都是大腦可能老化的現象。譬如說，每年都寫賀年卡的人，因為覺得麻煩而決定不寫，就需要特別注意。

動力腦的核心在於紋狀體（Striatum），素有大腦的犒賞系統（Reward system）之稱。紋狀體會在碰到新事物或令人興奮的事情時活化，並啟動動力開關。隨著年齡增長，這個開關越來越難打開，就是動力腦老化的症狀。這與多巴胺神經、男性荷爾蒙分泌的衰退也有關聯。不過，即使到六十、七十多歲，也有方法打開動力開關。詳細內容請閱讀第 4 章之後的文章。

類型2 「記憶腦」的老化

無法記住見過的人長什麼樣子。說不出在電視上出現的藝人叫什麼名字。忘記約好的行程……忘東忘西是高齡腦的特徵之一。

與記憶相關的大腦能力在年輕時會達到巔峰。細節在第十九頁已經說明，「記住別人的名字」以及「記住長相」的巔峰期在二十歲到三十多歲之間。當人進入六十、七十、八十歲，記憶腦隨之老化是自然的現象，但我們仍然可以抵抗衰老。

執掌記憶相關功能的是大腦中的海馬迴（Hippocampus）。海馬迴能夠保存短期記憶，並且告訴大腦，哪些部分需要長期記憶，當海馬迴功能退化的時候，就會對記憶

「記憶腦」的老化特徵	
◎ 忘東忘西的頻率增加	◎ 記不得別人的長相或名字
◎ 重複說同一件事	
◎ 經常說「就是那個、那個啊」這種話	
◎ 想不起來昨天吃了什麼	

力產生影響。這會讓人忘東忘西的頻率增加，甚至無法回想起過去的事情。

無論幾歲，只要刻意鍛鍊海馬迴，就能預防機能衰退。

類型3　「客觀判斷腦」的老化

馬上就感到煩躁，無法控制自己的情緒；對別人說的話不疑有他，很容易相信別人；日常生活中經常犯錯，出現許多失誤……這種類型的高齡腦，無法透過大腦控制行為或者擬訂計劃，很有可能是素有大腦司令塔之稱的前額葉皮質衰退。

在商店裡，對店員態度粗魯的老人，正是這種類型。馬上就會感到煩躁且無法控制情緒，就是第三種高齡腦的特徵。

另外，也有人會因此遭受電話詐騙。即便報導如此廣泛，平時也覺得自己應該多加小心，還是會被巧妙的詐騙手法所欺騙。這類人在新聞上看到別人被電話詐騙，或許還會心想怎麼會上這種當，但實際上由於對他人保持懷疑的能力卻持續減弱，故往往容易把他人的話信以為真。因為這種類型的高齡腦，會

「客觀判斷腦」的老化特徵

◎ 無法控制情緒	◎ 容易被當場的氣氛影響
◎ 不再考慮風險	◎ 盲目地接收訊息
◎ 駕駛失誤的狀況增加	◎ 無法客觀地觀察
◎ 容易遇到電話詐騙	

使人無法從多個角度看待事物。

最後則是失誤類型。計算錯誤、開車時不小心、爽約等，因為不小心或大意而犯下大小失誤的人，也有可能是大腦老化。

主要原因來自大腦前額葉皮質的功能減弱。前額葉皮質負責控制並判斷記憶、情緒、學習和語言，功能退化會削弱人抑制情緒的能力並降低注意力。容易焦躁的人最好能意識到自己的前額葉皮質功能已經變差。

當然，客觀判斷腦老化，仍有改善的方法，所以請各位放心。只要實踐本書介紹的高齡腦改善方法即可。

類型4 「共鳴腦」的老化

在這個世界上，確實存在對他人不禮貌的人。**譬如說插隊的人、在電車上推擠搶座位的人、無視社交距離靠近的人、只顧自我主張的人……**不在乎他人感受，可能是共鳴腦的功能較弱，或者功能已經衰退。共鳴腦老化也是一種高齡腦現象。

這不僅局限年長者。即使是年輕人，在火車上大聲聽音樂，毫不在乎他人感受，就代表這種人的共鳴腦功能較弱，完全沒有意識到音量讓周圍的人感到不快。如果從年輕時就缺乏共鳴能力，年齡增長之後不知道會變得怎麼樣。

共鳴腦涉及的大腦部位很多，其中最重要的是前扣帶迴皮質（Anterior cingulate cortex）和島葉（Insula）。

前扣帶迴皮質是調節血壓和心跳的部位，同時也與共鳴能力、情緒和決策等認知功能有關。另一方面，島葉也和情

> **「共鳴腦」的老化特徵**
>
> ◎ 不聽別人說話

緒與直覺等認知功能相關。

這兩個區域的活動減弱，就會導致共鳴腦老化。

順帶一提，客觀判斷腦與共鳴腦衰退的人，具有易怒、經常抱怨、變得固執、執著於過去等特性。

不過，這一樣有改善方法，請各位放心。

類型5 「聽覺腦」的老化

除了之前提到的四種高齡腦類型之外，「聽力下降」也會促使大腦老化。科羅拉多大學的研究顯示，重聽會進一步加速大腦退化。**聽不清楚說話聲，需要把電視音量調大才能聽到的症狀，顯示聽覺正在衰退**。這種時候，大腦會使用視覺和身體感覺來彌補聽覺，這種狀況會使得大腦變性，導致大腦的認知功能下降。重聽就是高齡腦的重要警訊。

高齡腦有這五種元素。**這五種元素有時會同時發生好幾個，也有些人會出現所有症狀**。

此外，高齡腦不只是發生在老年人身上。即便是三十、四十多歲的人，也有可能出現高齡腦的症狀。如果沒有保養，也不改善生活習慣，高齡腦的狀況就會越來越嚴重。

請務必實踐本書介紹的改善方法和預防方法，一起遠離高齡腦。

第 4 章

讓大腦更年輕的運動

運球比散步更能活化大腦

問各位一個問題。
「散步具有活化大腦的效果」
是〇還是×？
答案是△

運動的確能有效活化大腦，同時也具有提升免疫力和增強肌肉力量等各種效果。不過，如果要說最能夠提升大腦認知功能的運動，各位的答案會是什麼呢？其實不是所有運動都有效。有些運動效果普通，但有些運動則成效顯著。

▼效果普通的運動

散步、跑步、肌肉鍛鍊等。

▼高效的運動

運球、平衡木等需要保持平衡的運動。

全面分析過去三十年運動與大腦的相關研究，**發現效果最顯著的就是「協調運動」**。順帶一提，據說此運動效果是健走等有氧運動或肌力訓練的兩倍。協調運動是指同時進行多個動作的運動，專為提升運動神經而開發，據說可以使大腦與身體之間的訊號傳遞更快、更準確。

這項運動的厲害之處在於具備了節奏、平衡、速度、肌力、柔軟性等運動所需的元素。

若要詳細說明協調運動，大致可分為七個主要元素。

1 節奏能力

應用眼睛和耳朵獲得的資訊，掌握最佳時機。

2 平衡能力

迅速調整平衡。

3 變換能力

能根據對方的動作即時應變。

4 反應能力

能夠感知情況並瞬間反應。

5 連結能力

順暢地移動身體，在過程中靈活運動。

6 定位能力

預測球會落在哪裡等變化，並隨之調整。

7 識別能力

精準或準確接球的能力。

七大協調運動

①	**節奏能力**	培養節奏感，熟練地抓住移動時機的能力
②	**平衡能力**	保持正確平衡，並矯正不正確姿勢的能力
③	**變換能力**	根據狀況變化，快速切換動作的能力
④	**反應能力**	迅速地回應別人發出的信號，並能適當應對的能力
⑤	**連結能力**	全身都能夠靈活移動的能力
⑥	**定位能力**	掌握自己與移動物體之間位置關係的理解能力
⑦	**識別能力**	精確操控道具的能力

混合以上七種能力的協調運動，正是提升認知功能最有效的運動。其中，**最輕鬆而且能享受訓練過程的運動就是運球**。話雖如此，這裡指的不是用腳控制的足球，而是用手操作的籃球運球，我稱之為「大腦活化運球」。運球只需要一顆球就能進行，所以非常容易執行，即使年紀較大的人也不容易受傷（當然不能說完全沒有受傷的風險）。研究顯示，若進行包含籃球在內的協調運動，也可以顯著改善認知功能。

據調查指出，每天三十分鐘

的協調運動，執行約兩個月至五個月半後，能夠達到十分良好的效果。持續三十分鐘的確很困難，但是即便只有短時間訓練，只要持續練習就會漸入佳境，並感受到自己的成長。這種「進步的感覺」非常重要，可以有效提升大腦的認知功能。

另外，研究結果顯示，要鍛鍊大腦的運動，男女分別用不同的方式會更加地有效。

▼適合男性的方法

從低強度逐漸增強更有效。譬如說，如果可以連續運球十次，就漸漸增加到十五次、二十次、三十次……

▼適合女性的方法

不需要增加強度，以溫和且低至中等程度的強度進行最有效。（高強度運動其實會產生反效果）。

接下來，我們將介紹活化大腦的運球方法。

活化大腦的運球方法

①站著用慣用手運球籃球（或排球）十次之後，再用非慣用手運球十次，並交替進行❶。

②跪著（雙膝跪地），用慣用手運球十次，完成後，再用非慣用手運球十次。

請將①、②視為一個組合，並以大約五分鐘作為基準時間（如果可以做得更久會更好）。如果無法

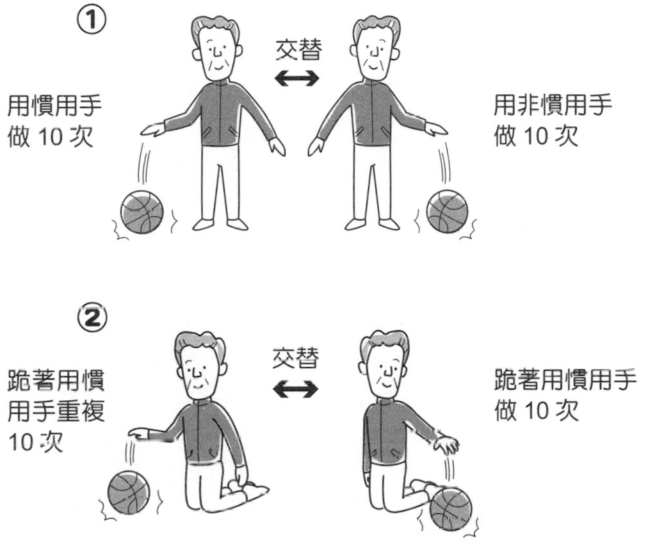

❶也可以使用在百元商店等販售的橡膠球。請使用自己好操作的球。

①

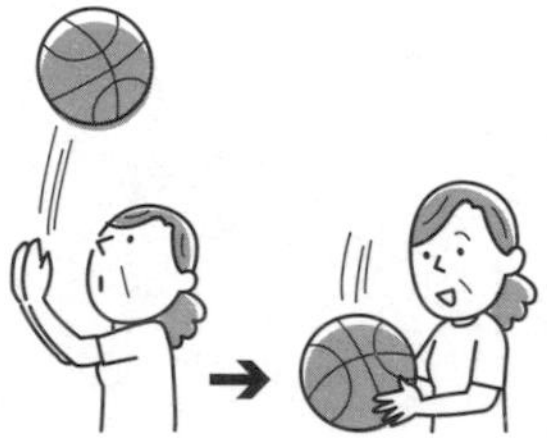

將球往上拋，落下後接球。
這個動作做 5 次。

②

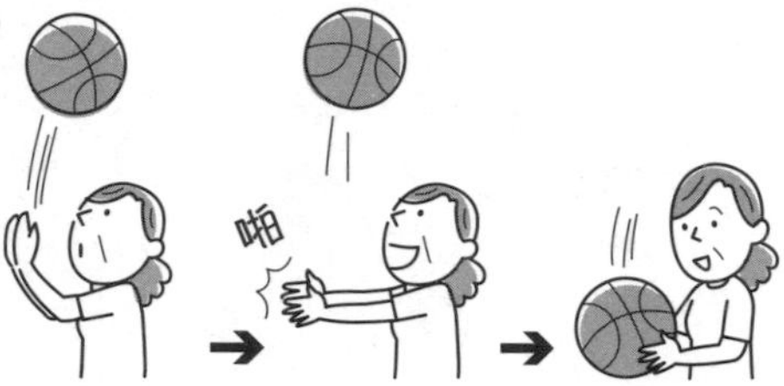

將球往上拋後拍手，並接住落下的球。
這也要做 5 次。

做滿五分鐘，那就在自己可以的範圍內運球，之後再慢慢延長訓練的時間即可。

〈若在室內或不易運球的地點〉

①將籃球垂直上拋，落下後接球，來回五次。

②再次把球垂直上拋，拍一次手然後接住落下的球，重複五次（男性可以將拍手的次數增加為兩、三次）。

③坐著將球往上拋並接住。這個動作要做五次。

④坐著把球往上拋，然後拍一次手並接住。這個動作要做五次。

③

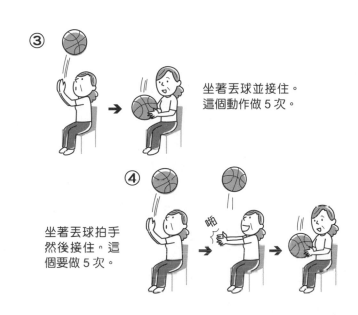

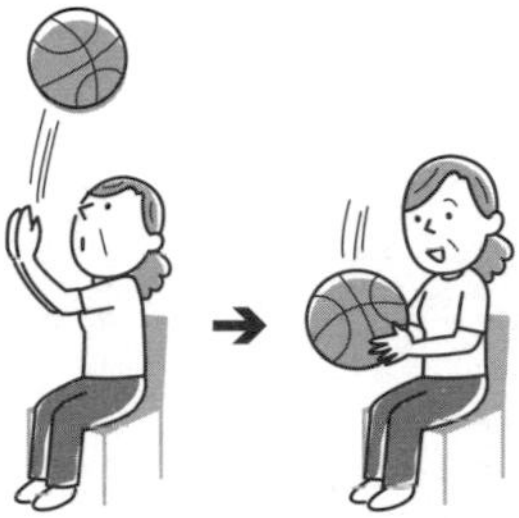

坐著丟球並接住。
這個動作做 5 次。

④

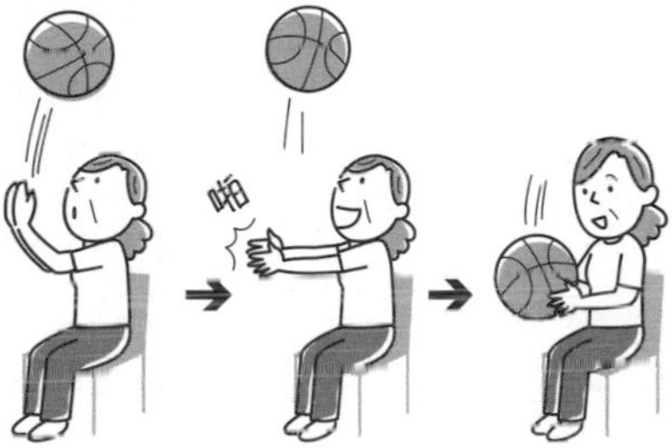

坐著丟球拍手
然後接住。這
個要做 5 次。

步驟①～④為一組，以五分鐘的時長作為參考時間（若訓練時間能長一點更好）。如果無法做滿五分鐘，就在自己可以完成的範圍內運球，之後再慢慢延長訓練的時間即可。

※如果籃球太重，試著用一隻手就能拋起的輕巧球類（像是手球、網球、棒球等），並用另一隻手接住，或是用乒乓球拍連續彈球，看看能在球拍上連續彈多少下，這也是很有效的方法。

順帶一提，協調運動在任何年齡段都有效果，如果從年輕就開始訓練，就可以預防大腦老化。

不僅是運球，其他協調運動也有效果。如果訓練感到厭煩，可以試試用以下運動來刺激大腦：「仰躺接球」（仰躺著，慣用手拿球，然後將球扔向天花板，再接住下落的球）、飛鏢、丟沙包、乒乓球或保齡球等。這些運動都有助於活化大腦，值得推薦。

跳舞是活化大腦的終極運動

有一種能夠提高大腦認知功能的終極協調運動，那就是跳舞，身體達成協調的七個元素，舞蹈幾乎都會使用到。

根據美國的研究，**習慣玩桌遊、演奏樂器和跳舞的人罹患失智症的風險較低**。不知道是不是因為這項研究在荷蘭很知名，因荷蘭有一項計劃就是利用TikTok的短影片招募年長舞者。舉全國之力，在舉辦這些讓大腦保持活力的活動。

尤其是雙人舞蹈，更能發揮功效。因為需要視對方的反應跳舞，所以需要臨機應變，這就是協調運動的極致。另外，彼此從練習開始時就進行溝通是非常重要的，這對大腦也會產生良好的影響。

不只雙人舞，一個人獨舞也有效。一個人獨舞時，不要隨自己的心意亂跳，而是**看著 YouTube 等影片，跟著影片中的人一起跳舞**，只要這麼做就是一種協調運動。

順帶一提，YouTube、X等社群網站對於年長者來說是活化大腦的最佳工具。不要逃避沒做過或者很困難的事情，試著把這些事情融入生活當中吧。我經常聽到大家說「嘗試之後發現很簡單」呢。

提升大腦靈活性、增強記憶力的方法

像身體的伸展運動一樣，也有方法可以提高大腦的靈活度、增強記憶力。最新研究發現，許多年輕人只善用前額葉皮質左右的其中一側。另一方面，年長者之中，有些人使用前額葉皮質的左右兩側，有些人只使用其中一側。研究顯示，同時使用左右兩側的人，在認知能力的分數和工作效率方面表現更好，因為這些人就像是用兩種語言在思考事物。透過使用前額葉皮質左右兩側，就可以提升大腦功能，因此本書將介紹如何讓左右兩側都能靈活使用的方法。

鍛鍊方式很簡單。只要練習學習新事物即可，只要這麼做就好。譬如說學習英語，或者試著考取證照。**為了能夠有效地應用前額葉皮質的左右兩個部位，必須對大腦施加新的負荷。**

譬如說，學習英語的時候，剛開始只會用到前額葉皮質的左側，漸漸才會變成左右兩側都同時使用。

我認為使用撲克牌的「配對遊戲」進行訓練也是不錯的選擇（就像肌肉訓練一樣，它還可以發展大腦的神經網絡）。

年輕時擅長配對遊戲的人，隨著年齡增長，是不是越來越不擅長了呢？只要經常玩配對遊戲就可以鍛鍊大腦。無論是和孫子一起玩，或者是夫妻兩個人玩。只要持續進行下去，就能夠同時運用左右兩邊的前額葉，並且提高記憶力。

重要的是「持續做，然後漸漸地進步」。當你能夠做到以前無法做到的事情時，就表示也能同時使用左右兩邊的前額葉皮質了。

順帶一提，年輕人本來大腦的表現能力就很高，只使用前額葉皮質的左側就已經足夠發揮功能了。只不過，如果年輕人也能使用兩邊的前額葉皮質，狀態一定會更好。

第 5 章

讓大腦更年輕的健康習慣

確實咀嚼，就能激發動力

「吃飯的時候，請咬三十次再吞下去！」

大家常常聽到這句話，但實踐起來可能很困難。

不過，確實咀嚼食物有許多好處。如果只要做到咀嚼就能獲得這麼多好處，那不做反而就虧大了，確實咀嚼就是如此有效。

▼確實咀嚼的效果

○提升運動和健康機能

○產生動力

○提升記憶力

○預防失智症

○提升免疫力

從這個例子可以看出，確實咀嚼可以防止動力腦、記憶腦、客觀判斷腦等各種類型的大腦老化。

其中，特別要注意的就是「增強動力」。

咀嚼在活化多巴胺神經方面扮演著非常重要的角色。多巴胺從大腦中的紋狀體這個區域分泌，而咀嚼會活化紋狀體，能經常釋放多巴胺。

多巴胺具有增強動力的作用，所以咀嚼越確實的人就越有動力。

如果最近覺得提不起勁，不妨嘗試把飲食調整為能夠確實咀嚼的菜單。

○吃飯而非麵包

○吃有口感的瘦肉，而非油脂多的軟嫩肥肉

○選擇花枝、章魚等有嚼勁的食材

有很多人因為方便準備，早餐都吃麵包，不過就提升動力這一點來看，吃飯比吃麵包好。如果要吃麵包，也建議選擇有嚼勁，而不是軟綿綿的麵包。

然而隨著年紀增長，很多人牙口會變得不好。如此一來，咀嚼有嚼勁的東西就會變得困難。但是**經常吃柔軟的食物又不好好咀嚼，將會加速大腦老化**。

除此之外，如果因為牙齒問題導致咀嚼變得痛苦，那就無法好好享受美食了。咀嚼疼痛或者很難咀嚼，再加上年紀增長導致胃腸狀況惡化，進食將會變成苦差事。大腦具有避免痛苦的特性，因此會朝著盡量避免進食的方向運作。

為了避免大腦陷入這種狀態，需要發揮巧思。**並非只能吃偏硬的食物，而是只要增加咀嚼次數即可**。

譬如說，即便是柔軟的食物也盡量不要直接吞，而是確實咀嚼。還有一個方法，就是在日常生活中經常吃軟糖或口香糖。

另外，為了不讓吃飯變成苦差事，可以試著在三餐中加入一道比平常稍微奢華一點的美食，或是喜歡的店家料理。只要在餐桌上稍微加入一些比較奢華的美食，大腦就因為那種快感而吃得更多。

過胖和過瘦都會增加死亡風險

超級長青族其中一個特徵就是很少有人過胖。

肥胖本來就不利於健康，而且肥胖程度高的人，大腦白質有變薄並且萎縮的趨勢。肥胖程度達到四級（BMI45.5）的人，大腦外側萎縮，內側也會出現空洞，與正常人相比，大腦老化了十歲（BMI是肥胖程度的指標，25以上為肥胖，18.5以下則為過瘦）。

那麼瘦一點是不是比較好呢？其實也不盡然。因為年紀增長後，過瘦反而會增加死亡率。根據一份對一萬八千七百二十七位六十五歲以上的老年人進行的研究指出，瘦弱的女性壽命會縮短一百二十九天，瘦弱的男性壽命則縮短二百一十二天。

而且，日本的年長者在全球範圍內相對瘦弱的人數較多。與英國、美國相比，BMI低於18．5體重過輕的人約為五至十倍。

也就是說，相較於歐美，本來本可以活得更久的人卻變得更短命，這是一個令人遺憾的事實。

令人意外的是，在日本針對三十五萬人進行的一項調查中發現，相較於過胖，過瘦的人更容易面臨較高的死亡風險。順帶一提，死亡風險最低的是男性「肥胖度1」（BMI25～26．9），女性則為「標準但接近肥胖」（BMI23～24．9）。

從這個角度來看，年輕的時候可以瘦一點沒關係，但超過六十歲之後，不過度肥胖或過瘦，**保持微胖的體型對大腦和身體來說才是最好的狀態**。

為何喜歡吃肉的人比較長壽呢？

和六十、七十幾歲的人聚餐時出現這樣的場景。當我問「有什麼想吃的嗎？」很多人會回答「隨便」。當然有些人是客氣、客套，但在說完「隨便」之後，他們經常會接著說這樣的話。

「最近，我都沒有什麼特別想吃的東西……」

我在第三十六頁提到年齡增長和慾望的關聯，食慾也是生理需求之一，所以隨著年齡增長也會漸漸減少。

另一方面，**超級長青族之中，有很多食慾旺盛愛吃肉的人**。曾為全球最長壽人瑞的北川美奈女士（享嵩壽一百一十五歲），據說在一百歲前一直務農，並且非常喜歡吃牛肉。同樣是超級長青族的中地茂代女士（享嵩壽一百一十五歲），也非常喜歡燒肉和炸雞。男性超級長青族中願寺雄吉先生（享嵩壽一百一十四歲），每天固定吃三餐，尤其喜歡牛肉和雞肉飯（雞肉炊飯）。除此之外，還有許多喜愛吃肉的超級長青族。

難道他們是因為喜歡吃肉才能成為超級長青族嗎？還是因為是超級長青族，才可以一直喜歡吃肉呢？很讓人好奇到底哪一個才對。

綜合世界各地的多種研究後得出的結論，正確答案是兩者都有。

首先，思考這個問題時最重要的是，**在一百歲以上的超級長青族之中，大約有六十％的人幾乎每天攝取牛肉或乳製品等動物性蛋白質**。

創下男性全球最高齡的紀錄（一百一十六歲）的木村次郎右衛門先生，每天早上都要吃優格。另外，據說第三名的艾米利亞諾．梅爾卡多．德爾．托羅先生（享嵩壽一百一十五歲）也非常愛牛奶和鱈魚。

還有數據顯示，**相較於不太常喝牛奶的人，經常飲用牛奶的人，十年後的存活率較高**。

牛奶和肉等動物性蛋白質中，含有酪胺酸（Tyrosine）這種胺基酸，而酪胺酸就是動力荷爾蒙——多巴胺的原料。同時，動物性蛋白質中也含有色胺酸（Tryptophan）這種胺基酸，色胺酸則能製造放鬆荷爾蒙血清素。如果無法從肉類和乳製品等蛋白質中攝取所需的胺基酸時，就無法製造腦內物質，進而造成認知功能下降，增加大腦老化的風險。

此外，**動物性蛋白質也是形成肌肉的原料，因此具有預防虛弱（介於健康和需要照護的狀態之間）的效果**。還有報告指出，為了維持肌肉，定期並均衡食用「肉類、魚類、蛋類」等富含動物性蛋白質的食物是最有效的方法。

據說義大利最高齡人瑞艾瑪·莫拉諾女士（享嵩壽一百一十七歲）長壽的祕訣就是每天吃三顆蛋。歐洲喬治亞的村莊裡，有許多年過百歲的人瑞居住，他們每天都會吃滿滿一碗的優格。

根據最新研究指出，當人邁入高齡，大腦和身體都會需要動物性蛋白質。順帶一提，因為對身體好就只吃蔬菜，不利於大腦活動。

牛津大學的研究發現，素食者腦中風的風險較高。另一項研究針對一百〇七名六十一至八十七歲的受測者進行記憶測試、身體功能檢查、腦部掃描等檢測項目，並在五年後進行了相同檢測，發現**缺乏維生素B的人，大腦有萎縮的趨勢**。研究認為這是由於缺乏肉類、魚類和蛋當中的維生素B_{12}。單看這個研究結果，也能了解為什麼有很多超級長青族喜歡吃肉。

有食慾的人更容易長壽

正如第2章所述，食慾旺盛的長者更容易長壽。另一項研究中，分別調查食量少、普通、食慾旺盛的年長者，結果發現**食量少的人死亡率比食慾旺盛的人高出兩倍以上**。雖然咀嚼力下降、藥物副作用、孤獨感、壓抑等心理因素以及家庭等的環境因素都會對食慾產生負面影響，但即使扣除這些因素，死亡率仍高於一．五倍。

除此之外，相較於食量少的人，食慾旺盛的人會攝取更多肉類、魚類、蛋類、蔬菜和水果，同時攝取的維生素B_1、菸鹼酸、鐵和磷等營養素也更多，而且吸收率也較佳。

不再想吃肉類、魚類，或者已經吃不下肉類或魚類的人，高齡腦的風險會更大。因為肉類含有預防高齡腦的必要營養素。

預防高齡腦的七種超級營養素

要預防高齡腦，飲食習慣至關重要。剛才我們已經談到了「咀嚼」的意義以及動物性蛋白質的必要性，但除此之外，食材中含有的營養素也與高齡腦有著密切的關聯。關於營養素的資訊泛濫，可能有人不知道到底哪個才是好的。

我們常聽到富含EPA和DHA的青魚、維生素B群、富含酪胺酸等蛋白質的氨基酸對大腦有益。

在選擇營養素時，我**特別注意的是知名的回春基因「Sirtuins」**。這和第五十六頁介紹的「休息基因」一樣都屬於長壽基因的一種，是在二〇〇〇年新發現的基因。當「回春基因」活化時，除了神經的衰退會減緩，心臟肌肉受到保護外，斑點和皺紋也會得到改善，甚至聽力和視力衰退得以恢復，還能改善發炎和免疫系統、肝臟代謝，促進胰島素的分泌等，**科學已經證明可以透過延**

緩老化來延長壽命。

限制飲食、斷食能夠活化 Sirtuins 基因，是過去廣為人知的常識。因此，有些人會為了變年輕而選擇限制飲食。對於年輕人來說，限制飲食或許無所謂，但正如前文所述，如果年長者過度限制飲食，就會導致肌肉流失並增加死亡率。因此，最近透過飲食活化回春基因的方法受到全球矚目。**在進食的同時，又能活化回春基因，這對年長者來說才是有效預防高齡腦的方法**。

哪些營養素能夠活化回春基因

有七種營養素能夠啟動 Sirtuins 基因。研究結果顯示，這七種營養素都很有效，所以並不需要全部都攝取。

透過飲食習慣和營養補充品等有效地攝取這七種營養素，就可以活化回春基因並預防老化。

▼菸鹼酸（Nicotinic acid）

這是一種能強烈活化 Sirtuins 基因的營養素。現在在健康食品業界也廣受矚目，**尤其是在柴魚當中含有大量的菸鹼酸**。儘管鰹魚本身也含有許多菸鹼酸，但柴魚所含更多。除此之外，舞菇、明太子等食物中也含有菸鹼酸。值得留意的是，生的明太子雖然也有菸鹼酸，但烤過之後含量更多，建議烤過後再食用。

▼鞣花酸（Ellagic acid）

這是一種多酚類物質，存在於草莓和黑莓之中。藍莓也含有鞣花酸，但黑莓的含量大約是藍莓的三百倍。除此之外，蔓越莓和石榴也含有鞣花酸，而且還具有美白效果。

▼白藜蘆醇（Resveratrol）

這是一種存在於葡萄酒等食物中的**多酚類物質**。然而，若要以此活化 Sirtuins 基因，必須每天飲用十公升的紅酒，這個量非常不切實際（而且即使喝了也會攝取過量酒精，導致發生其他問題）。儘管其他食材也含有白藜蘆醇，但是花生要吃二十二公斤、可可則需喝一百三十五公斤，這些量很難實現，所以如果想攝取，就需要靠營養補充劑。

▼紫檀芪（Pterostilbene）

存在於藍莓、Omega-3系列的油脂、青魚、鮪魚肚等食物中。這也需要相當龐大的量才能攝取到足夠的量，所以光靠食物不切實際。現在也有製成營養補充劑販售。

▼EPA、DHA

這項營養素已經很普及，鯖魚、竹筴魚等鯖魚類當中就富含EPA和DHA，**據說是能讓人變聰明的油脂**。目前已知EPA和DHA可以活化回春基因，每日必須攝取五公克。

如果是鮪魚肚的話，一個壽司就能攝取三．二公克，吃兩個壽司就足夠了。青魚的話，一天大概要吃三尾秋刀魚或者三片鯖魚（一片約一百公克）的概念。

除此之外，**Omega-3 系列的油、鰤魚、鰻魚和鮟鱇魚肝等食物當中也有大量ＥＰＡ和ＤＨＡ**。曾經蔚為潮流的鯖魚罐頭也很不錯。

魚類中富含ＥＰＡ、ＤＨＡ，但其他食物幾乎都沒有這些營養素。譬如蔬菜就完全沒有，肉類和乳製品雖然有一定的量，但與魚類相比，含量明顯少得多。請牢記「**如果想延緩老化，就要多吃魚**」這句話。

尤其是鮪魚、鯖魚、秋刀魚、鰤魚等魚類有油脂的部分含有豐富的ＥＰＡ和ＤＨＡ，因此食用當季油脂豐富的魚類效果會更好。

不過，鮪魚等大型魚類，因為食物鏈的影響而含有較多的汞，所以也不能吃過量。

▼維生素C

目前已知，每天攝取一公克維生素Ｃ可以活化回春基因。

我推薦透過西印度櫻桃攝取維生素Ｃ。**西印度櫻桃是含有大量維生素Ｃ的水果**。柚子也含有維生素Ｃ，但是西印度櫻桃的含量是柚子的十倍。

▼維生素D

維生素D有很多種，**像是存在菇類中的維生素D_2；存在於鮟鱇魚肝、小魚乾、鮭魚卵、鰻魚等魚貝類油脂中的維生素D_3**。基本上，蔬菜裡面都沒有維生素D。

活化回春基因，需要每天攝取二百八十六微克的維生素D_3。這是一個很不切實際的量。除此之外，攝取上限為每天一百微克，過量會導致鈣質在組織中沉澱、損傷腎臟等問題，所以非常危險。

不過，維生素D具有預防骨質疏鬆症的功效，可以活化免疫系統以降低罹癌的風險，同時也有報告指出維生素D對神經系統的作用，與缺乏維生素D會增加跌倒的風險，因此攝取維生素D非常重要。

利用太陽的能量製造維生素D

大家常說生成維生素D最好的方法就是曬太陽，這真的是個好方法。皮膚原本就含有維生素D的前導物質。曬太陽之後，前導物質就會轉化成維生素

生成 10mg 維生素 D 所需要的時間

	7月（夏天）			12月（冬天）		
	9點	12點	15點	9點	12點	15點
札幌	14分	8分	24分	—	139分	—
筑波	11分	6分	18分	—	41分	—
那霸	16分	5分	10分	142分	14分	31分

D。也就是說，我們不僅可以透過食物攝取維生素D，也可以透過皮膚合成。

可是過度暴露於紫外線下，不是會曬黑或長斑嗎？或許會有人擔心這一點，但我有個好消息要告訴大家。**根據地區不同，每天能夠有效曬太陽的時間也不一樣**。譬如在北海道札幌市，七月分的上午九點左右曬一分鐘太陽，皮膚就能合成一天所需的維生素D。

根據季節、時間和所在地區的不同，日照量會有所變化，因此曬太陽的時間也會不同。如果是在茨城縣的筑波市，只要在七月的中午十二點曬太陽六分鐘就夠了，但是十二月就會需要曬四十一分鐘。

在札幌市，則需要在十二月的正午持續曬一百三十九分鐘。十二月的上午幾乎沒有紫外線過量的風險，但相對地也缺乏足夠的維生素D，所以最好是在中午曬太陽。尤其是冬季，容易缺乏維生素D，所以建議不要光曬太陽，也要積極透過食物攝取。

聽力變差就是大腦的警訊

前文針對高齡腦已經有各種說明，但是有一個器官需要特別注意，因為這個器官一旦變差，就表示大腦老化的情況已經很嚴重。

那就是「耳朵」。

乍看之下，耳朵和大腦之間的關聯似乎不高，但實際上密切相關，**耳朵聽**

力變差就屬於高齡腦的高風險群。

為什麼聽力變差會那麼危險？因為我們平時就是透過聽覺接收各種刺激。無論是清醒或是睡眠時，都會透過耳朵傳達大量的聲音刺激進入大腦。這些聲音會刺激大腦，可以防止老化。另外，據說透過視覺或觸覺彌補失去的聽覺，認知功能仍然比較容易衰退。

世界衛生組織（WHO）在二〇一九年提出警告，全球有一半的年輕人（十一億人）將來可能面臨聽力受損的風險。老年性重聽會聽不清楚四千赫茲的高頻聲音，實際上日本的研究也指出，調查一萬人後發現，現在四十歲以下男女就已經聽不清楚那些高頻聲音了。

尤其是最近二十多歲的年輕女性，聽力下降的問題非常嚴重，很多人已經擁有四十多歲人的聽力。**要預防的話，就必須從年輕時起，避免在電車等有噪音的地方使用大音量的耳機**。

如果要使用耳機，我推薦具有降噪功能的耳機，不僅可以專注於聆聽音樂，也不會被其他雜音干擾。據研究，如果是降噪耳機，就能用平時的音量，連帶也降低重聽的風險。

據說日本有約一千五百萬名六十五歲以上的老人患有重聽（老年性聽力障礙）。全日本六十五歲以上的人口達到三千六百四十萬人，所以有超過四十％的人重聽。

老年性重聽的特徵有哪些？

1. 聽不見高音
2. 男性重聽的機率較高
3. 雙耳都重聽，不會只有單耳
4. 聽力在五十至五十五歲算是逐漸地下降，五十六歲以後則急速地下降

總共有這四種特徵，不過據說七十歲後，有很多人聽力衰退的狀況會變得和緩。

高音指的是「小鳥叫聲」、「兒童或女性的高亢聲音」、「飛機嗡嗡作響的聲音」等。此外，在喧鬧的地方聽不清楚對話，也會漸漸聽不見門鈴聲、很難講電話。

為什麼越高音越聽不見呢？原因在於聲音傳遞到大腦的過程。從外耳到內耳的聲音震動，會透過耳蝸內的毛細胞轉換成電訊號，再傳到大腦裡。當信號傳到大腦之後，我們才能認知到這個聲音。

耳蝸的毛細胞會先處理接近入口的高頻率（高音），再往內深入處理低頻率（低音）。當耳朵長時間被大音量刺激，入口的毛細胞就會受到損傷，從高音開始聽不清楚。

針對老年性重聽要採取的第一個對策就是「避免大音量」。另外，當血管阻塞時，重聽的風險也會增加，所以預防糖尿病和動脈硬化也非常重要。

另外，如果覺得聽不清楚，千萬不要忍耐，及早戴上助聽器也是一種選擇。也有報告指出，裝上助聽器後，認知能力恢復至重聽前的狀態。

已經衰退的聽力很難復原，但即便是聽力衰退，只要還有聽覺以外的刺激，譬如身體感覺、嗅覺、視覺、新體驗等，仍然有可能預防高齡腦。並不是聽覺衰退就無法成為超級長青族。

我的祖母從五十多歲開始重聽，到六十多歲時甚至無法講電話，幾乎聽不到任何聲音。

她在九十歲時離開這個世界，直到最後都非常正面積極而且活力充沛，祖母很喜歡去舞蹈教室上課、創作俳句還有寫信。

我去東京上大學的時候，她也每個月寫信鼓勵我。手寫文章能夠顯著提升大腦的認知功能，關於這一點我會在後文詳述。也就是說，即使聽力衰退，也可以大幅應用其他刺激方式，盡可能讓大腦保持活力。

失智症最大的危險因素就是「聽力減弱」

我之前提到重聽是失智症的危險因素之一，在二〇二〇年的國際阿茲海默症協會國際會議上，有報告指出十二個與失智症相關的危險因素。

其中，最危險的就是重聽。四十%的失智症可以透過改善生活習慣預防，但其中就有八%與重聽相關。

接著是教育背景占七%。不僅限於小時候的教育背景，直到老年時的教育都會受到影響，所以即使成年後還是有足夠的機會預防。

很多超級長青族喜歡看報紙、看新聞、閱讀、了解社會情勢，我認為這些習慣也會對大腦產生影響。

其他危險性較高的因素，包括吸菸、憂鬱和社會孤立。令人意外的是，過度飲酒只占其中的一％。目前關於失智症的研究仍在進行中，這些危險因素今後應該還是會繼續增加。或許以後也會涵蓋這次介紹的睡眠習慣等因素。

第 6 章

讓大腦更年輕的生活習慣

大腦在什麼都不做時更活躍

「我每天安排了很多計劃，讓自己過得忙碌。這樣不僅會覺得充實，對大腦也有好處，希望能夠一直保持這樣的生活到老。」

如果你這樣想，請稍等一下，因為這種思考方式對大腦來說也有壞處。

超級長青族的生活習慣上，有一個很多人都具備的共通點，那就是他們擁有放鬆的時間。

你可能會認為：「發呆的話，大腦不就沒有運轉了嗎？」這種看法其實只對了一半。

所謂放鬆時間，是指能夠做自己喜歡的事情、享受喝酒、從事與工作無關的愛好、發呆放空、泡澡、聆聽喜愛的音樂，或是在咖啡館悠閒地閱讀書籍或報紙等的時間，**最重要的是放鬆心情，不去思考困難的事**。

簡單來說，就是「自己知道是在休息的時間」。

為什麼需要這樣安排，有明確的理由。因為壓力會對大腦造成傷害。最新研究結果顯示，壓力大的時候，罹患失智症的風險將會提高。

放鬆的時光具有降低大腦壓力的效果。你有過這樣的經驗嗎？當身體狀況不好時，看著有趣的電視節目、影片，或者聽著音樂，感覺心情變輕鬆，身體狀況就好轉了。這在專業術語中稱為「抵消作用」（Undoing），即使處於負面狀態，接觸到正面事物也能抵消壓力。

在放鬆的時間裡，**什麼都不做的時候，大腦其實是最為活躍的**。這被稱為「預設模式網路」（DMN）。

「Default」指的是「不做任何事情、懶散」的意思。預設模式網路指的就是，什麼都不做的狀態（模式）大腦網路最為活躍。

大家可能會以為，若什麼都不做，大腦也會呈現不動的狀態，但其實並非如此。

與此相反，大腦會比運動、思考計算時更加活躍。不只特定的部位，而是整個大腦都會活化。

譬如說，當你泡澡時發呆或者在咖啡館無所事事地任時間流逝的時候。那個瞬間，大腦就會把之前的所有資訊都整合起來。簡單來說，就是會自動整理亂七八糟的狀態。

整理收到的資訊並化為自己的知識，其實需要時間休息與運作。

你曾聽說過睡眠時大腦的神奇運作嗎？這和睡眠是相同的道理。睡眠不足對大腦來說也是大敵，年輕時通宵準備考試，結果一無所獲，其實也是出於相同的原理。

即使再忙，還是要保留放鬆和休息的時間，這對大腦來說是不可或缺的。透過保留這樣的時間，就能夠提升認知功能。

不過，這也需要平衡。

如果一直放鬆、休息，就會因為沒有輸入新資訊，而無法啟動預設模式網路，認知功能也不會提升。因此，每天還是要安排該做的事情，然後保留放鬆的時間。這種平衡非常重要。

興趣廣泛的人不易罹患失智症

據說六十五歲以上的人，約有三成完全沒有任何興趣。在忙於工作和照顧孩子的時候，應該有些人很難花時間在自己的興趣上，但我建議在六十五歲之後就該開始培養。

興趣不僅是享受人生的要素，還有預防失智症的效果。其實，有數據顯示，擁有多種愛好的人較不容易患上失智症。

以男性來說，擁有五種以上愛好的人罹患失智症的比率最低；以女性來說，擁有四種愛好的人，罹患失智症的比率最低。

擁有多種興趣可以降低失智症風險，因為全心全意投入有趣的事情會產生「抵消」作用，從而解除壓力。據研究顯示，壓力會增加失智症和憂鬱症的風險，而有興趣愛好的人往往不容易感受到壓力，因此他們的大腦更不易老化。

根據一項調查顯示，**讓人感到生活有目標的前三名分別是熱衷於自己的興趣；和孩子、家人、朋友相處；享受美味的食物**。全世界有很多人都覺得把時間投入在興趣上很有意義，而且這也對大腦的認知功能有正面的影響。

另外，**擁有兩個或三個以上興趣的人比只有一個興趣的人更少罹患失智症**，這是因為他們「感受到愉悅的次數多，壓力隨之釋放」、「透過興趣與社會接觸」、「挑戰新事物」。

請環顧周圍，不覺得有很多興趣的人，看起來活力充沛嗎？另一方面，沒有興趣愛好的人呢？總的來說，超級長青族都是一些擁有許多興趣的人。

「想要活得長壽，就要擁有許多興趣」，這也是保持大腦健康的祕訣。

找到興趣的方法

有些人可能認為，「有很多興趣固然很好，但是勉強找到興趣，根本就不快樂。」的確，勉強做討厭的事，對人腦來說也有不好的影響。

本篇要介紹「尋找興趣的方法」。

你在什麼時候會想嘗試做某件事呢？

在電視上看到，覺得好像很有趣；受朋友邀請後試著執行了一下，感覺很開心；最近很流行，所以試試看……這樣的機會不是很多嗎？

當然，這種作法也可以，但那只能從偶然的接觸中發掘興趣。不過，就算沒有什麼接觸的機會，但那有可能是最適合你的興趣愛好也說不定。

我建議的方法，就是多方嘗試所有興趣愛好，從中尋找能觸動你的事情。

在尋找興趣的時候，重要的是選擇「讓自己由衷開心的事情」。在小小的情緒波動中，隱藏著最適合自己的興趣愛好。

請按照以下順序操作。

1.檢查左頁起的〈讓人心情愉悅的二十一個領域〉

2.從其中尋找令你心動的事物

3.將所有讓你心動的領域都寫在筆記本或其他地方

4.如果對「自然類」的「山」有興趣，可能會想到爬山、觀賞山的照片、去登山用品店逛逛，或者調查百座名山等，在腦海中浮現出各種想法，試著將所有想法都寫出來

5.從已經寫下的事情中，按照自己想嘗試的順序編號

6.按年齡排序執行

只要透過這幾個步驟，就能俯瞰可能成為興趣的領域。接下來就是實際去試試看，判斷究竟是否真正合適，然後確定自己的興趣為何。

讓人心情愉悅的 21 個領域

1 自然類

山／海／水／花／植物／動物／風景／風／土／火／宇宙

2 運動類

運動／舞蹈／伸展運動／球類運動／戶外活動／高爾夫球

3 音樂類

古典音樂／流行音樂／爵士樂／哼歌／作曲／演奏

4 語言類

會話／與孩子交流／語言學習 ／書籍／寫信／廣播／文學

5 鑑賞類

藝術／音樂會／電影／電視節目／劇場／博物館／世界遺產／鳥、魚

6 美容類

服裝時尚／髮型／潮流資訊／美甲／按摩

7 文化類

歷史／傳統民俗／職人技巧／寺廟・神社

即使是清單裡沒有列到的事物也可以，隨意把想到的寫在筆記或記事本上。

8
空間類
飯店／酒吧／公園／溫泉／旅館／海灘／庭園／室內設計

9
刺激類
遊樂園／滑雪／登高／追求速度／水上活動／辛辣食物／彩券

10
娛樂類
偶像／名流／名人／藝術家／演員

11
飲食類
餐廳／咖啡廳飲料／酒／甜點／零食

12
創作類
烹飪／手工藝／手做家具／療癒小物／照片／飾品／影片

13
騎乘類
汽車／摩托車／電車／飛機／船／腳踏車／騎馬

14
內觀類
日記／冥想／瑜伽／內觀／深呼吸／占卜／超自然景點

15
國外流行類
商品／影像／音樂／旅行／海外志工

16
香薰類
森林／水果／花朵／香水／室內香氛／料理／大自然

17
家庭・社會群體類
家庭／孩子／朋友／鄰居／地區活動

18
個人物品類
鐘表／文具／家電／餐具／桌子／公寓

19
觸感類
蓬鬆／毛茸茸／滑順／濕潤／土壤／黏土

20
遊戲類
卡牌／球／將棋／黑白棋／手機／遊戲／SNS ／思考類

21
貢獻類
思考哲學／學習養育／人際交流／志工活動

從六十歲開始養狗的好理由

當你超六十過歲後，沒有能說話的對象會是一大風險。因為孤獨感與失智症密切相關，會加速大腦老化。

話雖如此，當一個人獨自生活或者夫婦關係變得冷淡時，可能很難在日常生活中感受到與他人的連結。這時候，只需要和機器人交談就可以了。

然而，與機器人相比，更加有效的是與寵物等動物交談。**與有溫度的生物交流，比與機器人談話更能讓人感到幸福**。

養寵物可以減少孤獨感，而且與動物交流可以釋放幸福荷爾蒙催產素。另外，與動物在一起可以降低血壓，並且有助於預防認知功能的下降，所以**除了孤獨感之外，也可以預防高齡腦**。

尤其是小狗，為我們帶來許多好處。根據最新研究發現，**飼養小狗可以降**

低失智症風險，並且進一步減低護理和死亡風險（順帶一提，這種效果在養貓的人身上並未觀察到）。

除此之外，照顧小狗也需要高度的大腦能力，可以提升認知功能。然而，對於不願承擔照顧責任的人來說，就算養了狗，對認知能力也不會產生影響。此外，還有其他只有養狗才有的好處。

那就是遛狗。散步能夠自然而然養成運動習慣。當外出接收更多陽光時，血清素容易增加，同時褪黑激素的分泌也會增加，進而提高睡眠品質（有關睡眠的詳細說明請參見第二十五頁）。

遛狗還有另一個優點，就是比較容易和別人交流。**因為人們更容易對有共通點的人產生親近感**，所以有小狗這個共通點時，更容易被別人搭話、打招呼，並且更容易建立狗主人之間的情誼。

布列塔尼大學進行了一個有趣的實驗，該實驗中有二百四十位路過的女性被男性搭訕，詢問其電話號碼。不帶狗的狀況下成功率僅為九％，而帶著狗的男性竟然成功率達到二十八％，大幅增長至三倍。

從以前就有養狗會讓你受人歡迎的說法，從實驗結果中也看出養狗有潤滑人際關係的效果。不僅限於男性，女性帶著小狗，也會增加被搭話的頻率，所以尤其推薦這個方法給對於不擅長溝通的人。而且，飼養狗對獨居的老年人效果最為顯著。據說死亡風險減少了三十三％。透過與狗的互動來實現溝通，就是養狗的好處之一。

大腦最不易老化的室溫是幾度？

聽到大腦年齡和房間溫度有關，可能會有人感到驚訝。當房間寒冷時，腦部老化的風險就會增加。因為環境寒冷會導致血管收縮，血壓也會隨之升高。高血壓是失智症的風險因子之一，因此為預防高齡腦，降低血壓非常重要。

根據慶應大學伊香賀俊治教授的研究，**比較冬季客廳溫度較低的家庭與比其溫暖五度的家庭後發現，居住在溫暖房屋的人，腦細胞年齡年輕了十歲**。

當然，罹患失智症的風險也相對較低。

世界衛生組織**強烈建議冬季住宅最好保持溫度在十八度以上**，而且有年長者或兒童的家庭，更推薦將環境保持在較高溫度。然而實際上大多數家庭冬天的室溫，大致落在多少度呢？

針對日本的兩千戶住宅進行調查後，出現令人驚訝的結果，居然有六十％的家庭客廳溫度未達到十八度，而臥室和更衣室更是高達九十％。實際上，客廳溫度約落在十六度，走廊和更衣室約為十二度。

在木製房屋較多的日本，冬季溫度確實相當低，除了客廳外，有很多家人家裡的走廊和更衣室沒有暖氣設備。

然而，為了預防大腦老化並減輕對血管的負擔，請務必提升室溫。

英國長期以來一直在調查「住宅寒冷與死亡率之間的關係」，並將結果以「住宅健康・安全評估系統」之主題公開。根據此調查顯示，溫度低於十六度時，會對呼吸系統疾病產生影響；溫度低於十二度時，會增加高血壓和心血管風險。

冬季時請務必保持室溫在十八度以上。

室溫和濕度都會影響工作效率

目前已經明確知道房間溫度會影響專注力和工作效率。溫度忽冷忽熱，效率會自然下降，對大腦的狀態也會帶來大幅影響。

在美國有這樣的實驗，由佛羅里達一家保險公司發起，主要以從事電腦工作的女性為對象，調查室內溫度與工作效率之間的關係。

佛羅里達是一個著名的避暑勝地，整年氣溫都十分溫暖。實驗結果發現，雖然辦公室通常都會開冷氣，但**室溫二十五度時的工作效率，比二十度的時候好多了**。

打字失誤率減少四十四%。

打字數增加了一百五十%。

兩者的差異非常大。如果只是改變室溫就有這麼大的差距，一整年下來會差多少呢？

順帶一提，不只太冷不行，室溫過高也ＮＧ。據說當室溫超過二十五度，每升高一度，工作表現就會下降二%。

根據赫爾辛基理工大學的研究，調查從事辦公室工作的人後發現，二十二度是工作效率最好的溫度。

此外，濕度也很重要。**當濕度低於三十五%時，眨眼次數會因乾燥而增加，導致工作效率下降；當濕度超過七十%時，人則容易感到疲勞**。我現在也會在客廳放一台具有除濕功能的空氣清淨機，室內很舒適的話，就能保持在專注又放鬆的狀態之下，相同的時間可以完成更多工作，眼睛不容易疲勞，工作效率更好。

發現自己專注力下降的人，請留意房間的溫度和濕度。

此外，孩子的學習效率也會因此提高。請務必為孩子和孫子們設定可以專心學習的室溫和濕度。

六十五歲開始使用智慧型手機的方法

在七十多歲這一代，在二〇二一年的調查數據中，智慧手機的普及率也已經超過五十％。

生活中使用手機的時間越來越長，若使用方法錯誤，對大腦反而有負面影響。本文將列出正面與負面影響，介紹對大腦無害的手機使用方式。

首先是正面影響，接觸最新科技，嘗試新事物是活化大腦最好的方法之一。同時，也有資料顯示，**喜歡用電腦的人比較不容易罹患失智症**。在網路上檢索資訊，或者在電腦上整理照片，都可以提升認知功能。此外，使用社群媒體連結跨越世代和性別的人們，讓人更容易交朋友，也更容易感受到與社會的連結。

然而，需要注意的是，任何事情都不能過度。舉例來說，如果一刻都無法離開手機，那就會產生各種負面影響。

其中一個負面影響就是通知。社群媒體、網路新聞、LINE等，經常會傳來各種通知，擁有智慧型手機的人，應該多少會遇到因為太在意通知而分心，即使和人交談時也無法集中注意力的情況吧？這其實就會造成壓力。嚴重的話可能會引起自律神經失調，若長期無法放鬆，也會容易讓身體發炎。

我建議停用通知功能，尤其是在睡眠或休息時，可以把手機設定為無聲。

除此之外，也就可能出現「大腦武斷化」的狀況，由於任何資訊都能透過手機獲得答案，這就減少了試錯的機會，**試錯的過程就是在活化大腦**。過度試錯導致產生壓力會有負面影響，但是健康的試錯反而有助於提升大腦效率。

反之，馬上就知道答案的話，大腦就會處於輕鬆狀態，變得習慣不思考，因為大腦喜歡偷懶。因此，能夠馬上查詢答案固然有好處，但也有壞處。

譬如說，寫字的時候想不起來怎麼寫。如果是電子郵件，只要打字輸入拼音就會自然轉為國字，大腦就會省略回想的過程。因為打字輸入對大腦來說毫無負擔，自然會處於不使用狀態，使得大腦加速老化。

另外，眾所周知在睡覺前看手機會降低睡眠品質，而睡眠與大腦密切相關，我也多次提到睡眠品質差將大幅增加失智症的風險。

隨著智慧型手機普及，人們每天獲得的資訊量快速增加。從另一個角度來看，這也可以說是被無用資訊愚弄。請想像一下，**昨天獲得的各種訊息，今天你還記得多少呢？**更進一步說，記得的部分中，有多少是確定有益處的？

其實，仔細想想就會知道，大部分的資訊都非必要。

因此，**除了睡覺時間之外，也請試著設定一段隔離手機的時間**。如果放在眼前，就會一直想去看，所以暫時放在某個抽屜裡最有效。**人的大腦很有趣，只要稍微費一點心思，就很容易能達到目標**。譬如說，桌上放著零食，就會忍不住去吃，所以想減肥的時候，就要把零食藏在看不見的地方。只要這樣，就能抑制衝動飲食的行為。

你知道「啟動效應」嗎？如果先接收某種刺激，就會對後續的行動產生影響。也就是說，一旦看到零食，之後就會想吃零食；看到手機，就會忍不住想滑。眼睛所見的事物，會影響後續的行動。

容易變成高齡腦的人，其中一個特點就是不願挑戰新事物（前面已經介紹過好幾次）。

如果是已經習慣的事情也就罷了，他們認為挑戰新事物很麻煩，而且也會讓人很不安，往往會擅自認定自己辦不到。不過，這種行為會加速大腦老化。請試著嘗試新事物，即使是小事也沒關係。

六十五歲後，建議使用數位工具

在前篇中已經解說過如何使用智慧型手機，而且我認為**年長者更應該玩 Instagram、Facebook 等社群媒體**。因為這些社群媒體具有提升認知功能的大腦活化效果，或者應該說是社群媒體能夠讓大腦活化（當然，適度使用還是很重要）。

我們需要和社會連結，也需要自己的時間，兩者都很重要。尤其是邁入高齡之後，很少有機會外出和人見面的人，更建議使用社群媒體和他人溝通。

不只社群媒體，積極使用數位工具提升認知功能也很好，一併在此介紹應用的方法。

譬如說，**如果很難出門旅行，就可以試著使用 Google Earth 等工具進行虛擬旅行**。沒有實際旅行，只是虛擬走一遍，有人可能會懷疑沒有效果，不過就活化大腦的角度來看，虛擬旅行也很有效。

令人驚訝的是，**大腦其實不太能區別想像和現實**。味覺和嗅覺還可以區分，但除此之外的五感，無論是現實還是虛擬，都會讓大腦出現相同的反應。

因此，如果很難實際走一趟，那就用虛擬體驗代替，利用網路達成也很好。事實上，有研究數據顯示，網路的確能夠活化年長者的大腦，而且使用網路檢索也能提升智力。數位設備是一種能帶給大腦不同刺激的工具，請務必試著將其融入日常生活中。

然而，在使用數位設備時也有注意事項。這和智慧型手機有一些重疊的地方，請各位特別注意以下三點。

- 在睡覺之前不要用電腦
- 定好每天使用的時間
- 注意姿勢。也不要坐太久

希望各位在遵守這幾點的前提下，嘗試使用電腦。

手寫可以提升大腦的認知功能

前面提到年長者使用數位設備有好處，但手寫對大腦的認知功能也有很好的效果，所以兩者最好都能同時採用。**手寫對鞏固記憶特別有效**。

大腦活動在手寫時比使用鍵盤打字時更加活躍。手寫不只是活動身體，還透過視覺、書寫的聲音、觸感等五感刺激，所以容易留下記憶。年輕時，有很多人透過手寫筆記來學習，並把事情寫在筆記本上就是基於這個道理。

此外，將行程寫在手帳本上，比起用數位行程表更容易留下記憶，大腦也更為活躍。

除此之外，手寫還有很多效果。

譬如說，寫信也有提升認知功能的功效。**尤其是透過信件聯絡，同時具有手寫效果和人際溝通的雙重作用**，所以我非常推薦。

手寫溝通比數位打字更容易傳達心意，也能獲得更好的正面效果。不過，一樣都是手寫，速記的效果就較弱。簡單來說，就是要謹慎地書寫。謹慎寫下的文字，也會給對方帶來正面的影響，謹慎書寫會因為鏡像神經元效應（像鏡子一樣，映照在自己身上），讓人更重視自己，可以說是一石二鳥。

另外，也有**研究結果顯示寫感謝信能夠提升人生的滿意度**。因為感謝信有時會超乎想像地讓對方開心，人與人之間會因此拉近距離、產生信賴關係，所以當別人為自己做了一些事情的時候，養成寫感謝信的習慣也很不錯。這是一個能夠實際感受幸福的好習慣。

退休後的手帳使用方法

「還在工作的時候有很多行程，但是退休後，就幾乎沒有需要寫在手帳上的事項，所以現在都不用手帳了，我都把行程直接寫在月曆上。」

一位六十多歲的男性這樣說。

即使沒有可以寫滿手帳的行程，使用手帳還是有很多好處。**手帳是一種能夠提升大腦認知功能的工具**，我認為退休後反而一定要使用。不過，和你想像的使用方式有些不同，因為要提升認知功能，需要一些書寫技巧。

活化大腦手帳術①

這個方法就是使用手帳來設定生活目標。

請在筆記本上寫下以下問題的答案。

「如果明天就要死了，你想做什麼？」
「如果一週後就要死了，你想做什麼？」
「如果一個月後就要死了，你想做什麼？」
「如果一年後就要死了，你想做什麼？」

這是為了找到真正想做的事情而問的問題。請從最初的問題，按順序將回答寫在筆記本上。當人意識到死亡時，才會看見自己真正未完成的事情。

人從幾歲開始，才開始意識到自己人生的終點呢？每個人的時間點不同，但隨著年齡增長，應該越能意識到人生的終點。從腦科學角度來說，**意識到生命的終點，有助於提升大腦的認知功能**。

如果明天就要死了，與一週後、一個月後和一年後就會死亡相比，想做的事情類型一定會改變。透過設定期限的方式，就能看清楚自己想要做的事情。

如果明天是期限的話，能做的事情相當有限。你可能會出現：想和家人一起度過、想要盡情享用最喜歡的食物、想要好好向幫助過我的人道謝、想整理周圍的環境等念頭。整體而言，會出現充滿穩定感的行為。

期限延長之後，人們的需求就會從穩定轉向想做卻沒做的事等，對未完成事項的渴望。

針對「如果你一年後就會死？」這個問題，有人這樣回答。

「我想要寫書。」

「我想要環遊世界。」

「因為從未結婚過，所以想結婚。」

「想為留在世上的家人蓋一棟房子。」

當生命期限決定後，浮現的就是這個人心中真正想要做的事情。請在手帳寫下這些想要做的事，然後，每個月回來檢視並修改內容。

光是有明確想做的事，就已經是莫大的成果了，因為這就是你的目標。其實，比起能不能實現，設定目標對大腦更重要。

以前，對「如果一年後就會死」這個問題，友人曾回答「我想蓋一座孤兒院」。蓋一座孤兒院，需要相當龐大的費用。雖然這目標很難實現，但只要為了苦難中的孩子們每月捐款、參與志工活動，做這些力所能及的事情即可。

只要這麼做，大腦的前額葉皮質等各部位都會變得活躍。只是小小的行動也無妨，更進一步說，即使沒有採取任何行動，光是擁有目標，大腦也會開始運作。

沒有排滿行程也要使用手帳的好處

活化大腦手帳術②

接著介紹用手帳的方法。就算那天沒有可記錄的行程也沒關係。只需遵循四條法則充分利用手帳，大腦就會變得活躍，每天生活都會變得更加有趣。

▼手帳術　四大法則

1.即使沒有行程，每天早上也要寫下今天想做的事情。
2.在一天結束的時候，寫下今天成功的五件事。
3.寫下達成目標所需的數據。
4.將令人心情愉悅的事情排入行程中。

1.即使沒有行程，每天早上也要寫下今天想做的事情

即使沒有寫什麼安排的日子，也要把今天想做的事情寫在手帳上。

另外，在第一百五十五頁會介紹的「讓人生充滿樂趣的一百個方法」也可以當作參考，尋找今天想做的事情。請務必試試看這份清單。

2.在一天結束的時候，寫下今天成功的五件事

一天結束時，請寫下五個今天成功的事情和今天發生的好事情，如此即可。或許有人會覺得「不會每天都發生五件好事或成功的事，所以很難寫」，但事實並非如此。

無論是多麼微不足道的小事都可以。朋友去旅行買伴手禮給我、散步的時候看到很漂亮的花、晚餐的炸竹筴魚很美味、看電視節目的時候，得知不錯的資訊……如果是這種程度的事情，每天應該能找得到五個吧。

只要每天持續寫下去，就會發現自己以前沒注意到的事。有很多人執行這方法後發現：我原本以為生活一成不變，但其實有很多變化、了解到自

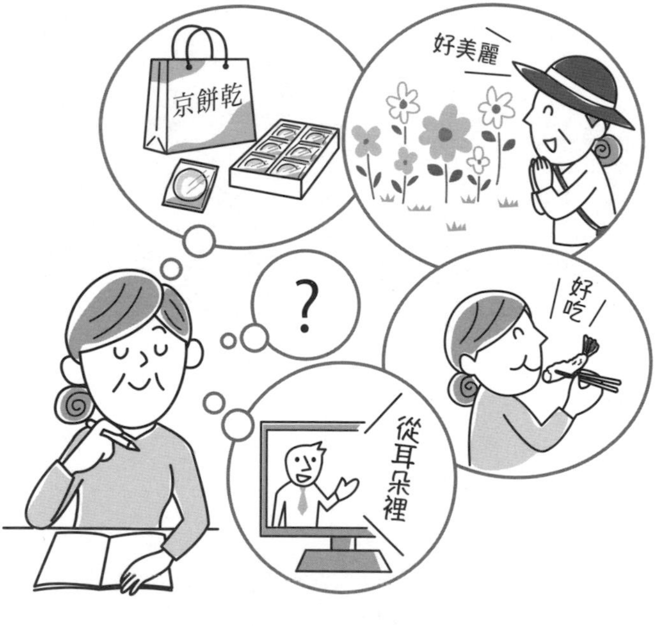

寫下今天的小小成功和好事。

己很有福氣。繼續書寫下去，大腦就會漸漸專注在尋找好事情上。如此一來，就產生良性循環。

沒有行程的無聊日子↓每天都會發生好事和成功的事。

同樣都是度過一天，但潛意識已經發生改變。如此一來，認知功能會提升，幸福度也會隨之成長，可謂好處多多。

3.寫下達成目標所需的數據

想降低血壓、想瘦十公斤、想多省一點錢、想學英文、想多讀一點書……明確設定好自己想達成的目標，然後每天都記錄相關數據，這也是對大腦有益的手帳使用方法。

如果目標是降低血壓，那就每天都記錄血壓數值。

如果想要減重，那就每天都要量體重並記錄數據。

如果想省錢，那麼就寫上你每天省下的金額。

如果想多讀書，那就寫上閱讀過的書名和頁數。

我要減 10 公斤！

日期	記錄時間	體重
4月1日	9:05	63.2kg
4月2日	9:30	62.5kg
4月3日	10:10	62.8kg
4月4日	9:45	62.1kg
4月5日	9:40	61.8kg
4月6日	9:31	62.3kg

重要的是，要具體地寫下目標項目和數字，然後朝著目標前進。透過書寫，就能夠意識到每天的目標，並自然而然地開始採取行動去實現。

每天量體重並且記錄下來的確可以減輕體重，目前已經有研究佐證。為了減輕體重，每天站上體重計測量並記錄，就是巧妙利用大腦特性的減重法。

4. 將令人心情愉悅的事情排入行程中

參考第一百三十一頁介紹的〈讓人心情愉悅的21個領域〉，把想做的事情寫在剛才的行程表中。即使沒有實現也無所謂。請試著製作一份幻想行程表，並計劃未來一個月、六個月和一年的行程安排。

讓人生充滿樂趣的一百個方法

人生的目的是什麼？

被問到這個問題時，你會如何回答呢？

超級長青族的共通點就是人生目標。他們的目標就是享受當下。

- **想在工作上出人頭地**
- **想要擁有自己的家**
- **想要增加收入**
- **想要得到別人的讚賞／引人注目**
- **想要達成某件事……**

年輕的時候，可能會有人這麼想，但是即便邁入高齡仍然活力充沛的超級長青族，對於享受當下充滿渴望。

另一方面，與沒有活力的年長者交談時，他們會說出這樣的話。

「無論做什麼都覺得很無趣。」

「活著很無趣，就像在等死一樣。」

如果可以的話，當然會想在生命最後一刻，想著：我這一生很快樂、真是美好的一生。**正因為如此，我們不應該把享受放在一旁，而是以享受為優先度過每一天**。

話雖如此，還是有人說不知道該如何享受，因此我列了「讓人生充滿樂趣的一百個方法」清單。

這是一個幫助大家找到今天要做的事情的百大清單。**就算是不知道該做什麼的人，看了這份清單，應該就能找到想做的事**。還是不知道自己該做什麼的人，就像射飛鏢以樣閉上眼睛亂選一個吧！去執行手指點到的那個項目，或者做成一百張卡牌，隨機抽一張即可。

當然，這對大腦也具有刺激作用，可以增強認知功能，並有預防高齡腦的效果。

順帶一提，這一百種方法都是我選的，如果想打造自己的百大清單，也可以寫一份自己專屬的百大清單。

這份清單中包含預定旅行的選項。如之前說明，光是預定旅遊的行程就可以提升幸福感。在遠足前一天充滿期待，有約會的那一週都很開心，就是這種感覺。

更厲害的是，規劃旅行這件事，不只對近期產生影響，**規劃半年後的旅行也能提升幸福感**。一想到六個月後就能前往嚮往的地方，這種期待感會讓每天的生活充滿活力。

要享受人生，必須付出各種努力。

請務必將這一百種選項當作努力的項目之一。

讓自己快樂的一百個方法

1	看喜歡的影片
2	聽喜歡的音樂
3	預約旅遊行程
4	踏入新開的店
5	嘗試新口味的麵包
6	嘗試訂購商品
7	用漂亮花朵裝飾房間
8	幫植物澆水
9	撫摸動物
10	和喜歡的朋友聊天
11	欣賞綠色風景
12	撫摸柔軟蓬鬆的東西
13	買新衣服
14	穿色彩繽紛的襪子
15	修剪指甲（或做指甲）
16	做日光浴
17	聽海浪的聲音
18	聆聽鳥鳴
19	聆聽河流的水聲
20	試著哼歌
21	嘗試深呼吸
22	買一套舒適的睡衣
23	購買頂級的枕頭
24	嘗試改變頭髮的分線
25	改變髮色
26	補眠（午睡三十分鐘）
27	眺望天空
28	泡澡時使用新的沐浴劑
29	凝望蠟燭的火焰
30	觀看歡樂的舞蹈影片
31	多跨十公分，大步走路
32	抬頭挺胸
33	去按摩

34	37	40	43	46	49	52	55	58	61	64	67
喝一杯溫暖的飲品	保留獨處的時間	看搞笑節目	支持某個人	呼吸新鮮空氣	買新家電	嘗試運動	使用香香的洗手乳	試駕夢想中的新車	在嚮往的餐廳吃飯	買新色或不同款式的鞋子	晚上小酌時購買喜歡的下酒菜
35	38	41	44	47	50	53	56	59	62	65	68
一分鐘嘗試新事物	對別人做一點親切的事	吃美味的食物	從事園藝（接觸土壤）	抹上喜歡的香水	嘗試更換蓮蓬頭	改變妝容	改變內衣顏色	觀賞以前一直想看的電影	去書店	喝一杯自己沒喝過的酒	吃稍微豪華的早餐
36	39	42	45	48	51	54	57	60	63	66	69
看星星	嘗試說個笑話	小小奢侈一下	接觸水	在室內焚香	稍微玩一下電玩	換洗髮精	在樣品屋體驗理想中的家	住一晚以前想去的飯店	搭乘喜歡的交通工具	在網路上搜尋自己喜歡的東西	換新鏡框

70 安排驚喜	71 更換坐墊	72 多回應別人的話
73 確實咀嚼	74 晚上把房間改為暖色燈	75 貼上喜歡的人的照片
76 嘗試買彩券	77 去吃高級自助餐	78 回想以前幸福的時刻
79 寫一封感謝信	80 尋找能夠通信的對象	81 思考遊戲（黑白棋、將棋、填字遊戲等）
82 閱讀	83 改變房間的樣式	84 嘗試接觸不同性別、年齡層的人
85 購買品質優良的杯子喝茶	86 養動物	87 嘗試邁向嶄新的道路
88 尋找喜歡的店鋪	89 唱懷舊歌曲	90 告訴別人不錯的資訊
91 想像自己理想中的樣貌	92 用手機下載新的應用程式	93 幫物品取名
94 試著吃一些肉類和乳製品	95 享受美食的香味	96 身上配戴一件優質的東西
97 改變床的位置	98 購買嚮往已久的餐盤	99 做大腦活化運球
100 向家人、朋友、同事親口表達感謝		

透過書寫來消除憤怒和怨恨的方法

我一直建議大家手寫，因為**手寫可以提升模糊事物的解析度，對大腦認知功能有很多好處**。

心理學中有一種解決創傷的方法就是書寫。其實，書寫的效果比口說更好，而且方法很簡單。只要**寫到覺得身心舒暢為止即可**，寫出所有讓你感到有壓力的事情。

寫到身心舒暢為止，不要對自己撒謊，想到什麼就寫什麼。就算是咒罵也ＯＫ，把心中所想的事情全部寫出來，一點也不保留。

在美國的創傷治療中，會使用這個方法。

書寫時間會因人而異。有人十分鐘就寫完，有些人需要一個小時。有人需要耗上一整天，也有人需要花一整個星期。

寫出來之後，書寫者會漸漸發現，心情變得比較輕鬆，有一種趨於平靜的感覺。而且，透過持續書寫，創傷有可能就漸漸消失了。

當創傷消失之後，一段時間內都不要再回顧寫下的事情，至少要經過一個月後才能回頭檢視。當你在一個月後回頭看，應該會覺得：「咦？我當時有這樣想啊？」

這個方法不僅適用於創傷，也能有效消除憤怒和恨意。

我們的大腦每天都會經過數千到數萬次思考。大部分的思考都沒有經過整理或化為語言，而是和情緒連接在一起，呈現模糊的狀態。

而書寫是需要一一選擇詞彙的行為，因此，可以藉此整理想法和心情。

此外，**書寫也會使用到身體的運動功能**，這也對大腦有正面的影響。

請務必將書寫巧妙地融入生活之中。

工作可以預防高齡腦！六十歲如何尋找合適工作？

越來越多企業把退休年齡定在六十五歲，七十歲退休也漸漸要化為現實。實際上，超過六十歲仍繼續工作已經變得很普遍。

詳細可見第一百六十四頁的表格顯示〈六十歲以上勞動人口的性別．年齡比例〉。

如何？看這張表就可以知道，男性在七十五歲前也有超過四十％的人在工作，而女性在六十歲後也有超過四十％的人在工作。**工作能夠預防高齡腦，所以從大腦的角度來看，繼續工作是件好事**。當然，有些人認為：我已經工作夠了，拜託放過我、因為需要賺錢，所以不得不這麼做，但這種想法會給大腦帶來壓力，改變思考方式並以積極的心態工作對大腦更有益處。

順帶一提，**在日本六十五歲以上仍持續工作比例最高的三個縣分別是，第**

60 歲以上勞動人口的性別・年齡比例

歲數	男性的就業狀況	女性的就業狀況
60 ～ 64 歲	82.7%	60.6%
65 ～ 69 歲	60.4%	40.9%
70 ～ 74 歲	41.%	25.1%
75 歲以上	16.1%	7.0%

出處：令和 3 年勞動調查年報

一名長野縣、第二名山梨縣、第三名福井縣。長野縣和福井縣都是平均壽命較高的地區。山梨縣的平均壽命雖然屬於中位數，但在健康壽命排名中，男性是第一名，女性則是第三名。

當然，持續工作不是長壽的唯一原因，但這也證明了工作對身體有良好的影響。**「工作」擁有預防高齡腦的許多要素**。

譬如能夠建立社會與人際關係、能夠發揮自己的角色、有收入能夠減輕金錢壓力、活動身體也能夠活化大腦、工作能夠應用前額葉皮質、工作需要用到記憶力、生活中有行程能夠增加動力等，充滿各種好處。

六十歲以上適合什麼樣的工作？

六十歲以後，選擇怎樣的工作比較好呢？

實際上，超過六十歲之後，非正職的勞工比較多。我想應該有一部分是原公司繼續聘用，也有可能轉職。當然也有打工或兼職的情形，不過年齡超過六十歲之後，除非具備專業技能，否則工作選擇的範圍一定會比年輕時狹窄。

體力下降、視力衰退、記憶力變差……隨著年齡的增長，身體的各個部位都會有不同程度的衰退。

那麼對於超過六十歲的人來說，究竟適合什麼樣的工作呢？

我從大腦的角度來介紹適合的職業。當然，適不適合因人而異，所以這不是絕對正確，但從科學研究的結果來看能得到這些結論。

六十歲以上的人適合的工作之一，就是**運用語言能力的工作**。**舉例來說，像是教學、撰寫文章等工作**。第二種是給對方安心感的工作。譬如說，在團隊裡帶動氣氛的工作，就很適合超過六十歲的人。比起三十歲、四十歲、五十歲的時候，帶動氣氛的能力應該會更好。

因為如前文所述，**語言能力會隨著年齡增長而不斷提高，在六十七歲時直到達到巔峰**。而且，之後還能維持語言能力一段時間。作家之中有很多年長者，也可能是因為這個緣故。

另外，年齡增長會讓多巴胺分泌減少，但是和人來往時，幸福荷爾蒙——催產素將會增加。如果不是往負面方向老化，變成愛惹麻煩、易怒的老人，年長者本身就有讓人放鬆的效果。

看到急躁的人，我們也會因為鏡神經元效應而感到焦慮，但看到一個很放鬆的人，也會透過鏡神經元效應讓周圍的人感到放鬆。

此外，年輕時在大腦中留下的記憶和經驗，即使年紀增長，也會留存在體內。以前，我經常光顧一家美味的料理餐廳，但主廚在六十多歲的時候身體不適，所以曾長期休業後再開業，然而當我再次前往店裡時，味道和服務仍然完全沒有改變。畢竟主廚生過病，我擔心他不能像以前那樣活動，但那都是我多慮了，餐點仍然美味，我至今仍記得當時的感動。

長年累積的經驗和技能就像使用筷子一樣，會一直生動地刻在記憶中。

透過言語傳達自己的經驗，不僅可以傳授年輕一代技術和經驗，還可以傳達重要的思維方式和心態。這不正是一個累積人生經驗的人，必須擔負的重要角色嗎？

透過教導和傳達看不見的重要思維方式，可以讓社會發展得更加豐富。如果無論男女老幼都能活得充實和幸福，那是多麼美好的一件事。

第 7 章

讓大腦更年輕的思維模式

以主觀年齡生活

近年，有越來越多七十多歲乃至八十多歲的人也成為網紅的趨勢。「Influencer」是指在社會上具有強大影響力的人，但現在也指稱在社群媒體等平台上擁有許多追隨者的人。

在社群媒體 Instagram 上傳有趣照片的的西本喜美子女士（九十四歲）是一位受歡迎的網紅。

看西本女士的 Instagram 時，可以發現許多健康的祕訣，非常值得參考。

西本女士是在七十二歲開始拍照的。她很喜歡有趣的事情，而且會毫不猶豫地去行動，當初會開始攝影，正是因為有一群年輕人鼓勵她。

擁有年輕的朋友對於大腦來說也是一件好事。

據說西本女士從未被自己的年齡限制住，她完全不在意自己的年紀。

有一個詞叫做主觀年齡，舉例來說，即使是八十五歲，如果自己認為自己是五十歲，那麼主觀年齡就是五十歲。然後，有趣的是，人就會開始表現出像五十歲的行為模式。當然，你必須真心這麼想，才能化為現實。

讓主觀年齡年輕化，也可以防止大腦老化。韓國的一項研究，分析六十八名五十九至八十四歲的受試者主觀年齡和腦部狀態，結果發現，主觀年齡比實際年齡要年輕的受試者，灰白質（Gray matter，又稱為皮質）的密度較高，記憶力也較好，且憂鬱傾向較低。

只要真心相信我還年輕，大腦和身體也就年輕

「和學生時代的朋友久違地見面並聊了很多，讓我覺得充滿活力。有種回

到年輕時的感覺，真的很快樂。果然，還是老朋友最好。」

我從七十多歲的女性那裡到這樣的話。我認為許多人都有這樣的經驗，人會感覺到充滿活力是有原因的。感覺自己回到年輕時期或者認為自己仍然年輕，對大腦來說是一種很好的刺激。

一九八一年有一項很調查，美國哈佛大學曾經進行這樣的實驗。實驗讓八名七十多歲的人在一棟裝潢成二十二年前樣式的建築物內，一起生活五天。不只室內裝潢，就連電視也是一九五九年流行的黑白電視機，收音機也播放當時很流行的歌曲。書架上的雜誌和書籍，都是一九五九年的東西，整體環境都回到二十二年前的樣子，然後受試者在裡面生活了五天。

研究單位制定了以下規則。

努力扮成二十二年前的自己，可以聊以前的事情，但不是懷念過往，而是扮成當時的自己聊這件事。

當時的事情都要以「現在式」來講述。關於當時的電影評論、時事話題、當時的事件，全部都以「現在發生的事」來描述。

自己和家人的照片都不是現在，而是使用二十二年前的照片。

這是一個相當有趣的實驗，而且，這個實驗帶來了令人驚訝的結果。

1.手變得靈巧
2.姿勢變得挺拔
3.視力變好
4.外表看起來變年輕
5.思考方式變得更加靈活

回春的效果非常明顯。只要認為自己還很年輕並且採取行動，大腦就會產生變化。

還有實驗顯示，只是讓外表看起來變年輕，就能降低血壓。有一項「髮廊實驗」，幫四十七名二十七至八十三歲的女性染髮，讓她們看起來比實際年齡要年輕。這項實驗也有出乎意料的結果。

染髮後，外表變年輕的人，血壓恢復到年輕時的狀態。

有些人看到年長者裝年輕，就會說「那個人不顧年齡裝嫩真的很丟臉」，但**從身體和大腦的角度來看，裝年輕其實有正面的作用**。改變腦內的想法，甚至能影響到生理反應（體內發生化學變化）產生影響，進而改善健康狀態。

除此之外，**外表年齡和血管年齡也有關聯**。調查看起來比實際年齡年輕的人和看起來比實際年齡老的人的血管年齡之後，得到了以下的結果。

▼外表看起來年輕的人

血管年齡比實際年齡年輕七十九％

▼外表看起來比較老的人

血管年齡比實際年齡年輕十九％

看起來比實際年齡老的人，有八十一％血管年齡較高。光是外表的差異就很不一樣。此外，我們也了解到主觀年齡較年輕的人，對於自己的未來抱有積極的看法。

大腦的NG詞彙

感覺自己還年輕或者保持年輕的外表，還有很多功效。就這個角度來說，最好不要對自己說以下的話。

這些是大腦三大NG詞彙。

我老了

年紀大了

我已經不年輕了

認為自己的年紀大，甚至會提高死亡風險。**認為自己比實際年齡大八至十三歲的人，其死亡風險和疾病風險比正常情況下高出十八至三十五%**。

年紀越大，人生越糟、比年輕時不幸、看起來比實際年齡老、和同齡人相比顯得老等，認為自己老了、覺得自己越老越不幸福的人，大腦老化的速度較快，有疾病風險和死亡風險上升的情況。

年齡增長後思考頑固與保持靈活者有何不同？

隨著年紀增長，有些人會變得越來越易怒、固執，而有些人則一直保持彈性，給人靈活的印象。

以前，有一位來諮詢的七十歲男性說：「雖然我不是沒有察覺到自己固執的一面，也希望自己的思想能夠柔軟一點，但總是情不自禁地表現出固執的一面，讓我很討厭自己。」

所謂的頑固，就是認為自己是對的，而且不會改變。

強烈認為我是對的、我才是正確的一方，所以很難認同別人的意見。

這涉及到大腦偏誤（一種片面的思考方式）。**偏誤會產生固執的思想**。

還有另外一點，固執也與思考模式有關。**思考模式是指一個人在人生中所建立的固定思維方式**，價值觀、信念以及先入為主的觀念都包含在其中，是一個人思考方式的根基。

頑固源自保守偏誤、沉沒成本效應偏誤、僵化的思考模式等三大因素。

保守偏誤是指即使有新資訊或證據，也不會修正自己的信念和思考方式，執著於自己的想法。

大家常見的「現在的年輕人不行」、「我們年輕的時候更努力」等肯定自己生活的時代、否定年輕人的想法，正是保守偏誤在大腦中蔓延的狀態。

這種偏誤太強烈會導致人變得遲鈍，也會被周遭的人批評為固執、頑固。

減輕保守偏誤的方法就是增加接觸新事物的頻率。這正是本書所介紹預防高齡腦的方法，當人有更多接觸新事物的機會時，保守偏誤應該就會減輕。

除此之外，不僅限於保守偏誤，**對於所有偏誤都通用的一點就是「意識到自己受到該偏見（思考方式）影響」非常重要**。光是意識到問題，就能成為改善的契機，所以如果周圍的人說你固執，或者自己也這樣認為，請試著採取這個應對方法。

第二點是沉沒成本效應（Sunk cost）。這也是一種偏誤，**即使了解到我們堅信並努力積累的事物實可能是錯誤的，還是會因為害怕浪費之前已付出的代**

價，而在腦中正當化現在的行為。Sunk 意指沉沒，也就是所謂的沉沒成本。為了不讓至今所相信的事情變得徒勞無功，即使在周圍眼中看來是不合理的選擇，大腦也會將之正當化並繼續堅持下去。即使知道沒有太多好處，但還是會固執地堅持自己的意見。

即便一直以來採用相同的方法學習都沒有成果，還是會持續下去。就算知道這個減肥方法對自己無效，還是會繼續。只要認知到，不想否定自己正在做的事只是一種大腦的機制，就能減輕固執的程度。

擁有靈活的思考模式

第三個是僵化的思考模式。

思考模式是一個人的思考基礎，固執的人和靈活的人擁有不同的思考模式。固執的人，擁有僵化的思考模式；靈活的人則擁有靈活的思考模式。

加州大學的研究已經明確發現，思考模式對於個人的能力和行為會產生什麼影響。

頑固的人大多相信自己的能力是天生的。另一方面，**頭腦靈活而且具有高度成長欲望的人大多相信：大腦會越用越靈活，能力也會不斷提升。**

這種思考方式的差異會讓人生產生很大的變化。

成長慾望高的人學習能力更容易提升，而認為自己的能力是天生的人，學習能力則較不易成長。

此外，這也會受到環境影響。成長欲望高的父母，孩子也較容易有高度成長欲望，在工作上也一樣，組織中有成長欲望高的人，整體的成長欲望也會比較容易提升。當然，反之亦然。

如果一直執著於過去，人就會變得越來越「頑固」。為了改變這樣的自己，必須做到增加新的體驗和增加多巴胺的分泌這兩件事。

經歷過許多新體驗的人，思考和視角會變得更豐富且更具彈性，增加多巴胺分泌有助於提升動力，也會更願意理解他人。

大腦老化速度快的人常用哪些詞彙？

「啊，好累。」
「我覺得好煩。」
「我根本辦不到。」

你平時是否會下意識使用前述的詞語呢？

其實，這些詞語會影響大腦。這就是所謂的「大腦啟動效應」。

紐約大學曾經做過這樣的實驗。將學生分為兩組後，讓他們排列詞彙組織句子。第一組使用灰色、孤獨、健忘、退休等年長者會使用的詞彙。而另一組使用中立的詞彙來寫一篇文章，譬如口渴、漂亮的、隱私等。然後，請兩個小組起身移動到他處，竟發現使用老年人詞彙的小組成員，步行速度變慢了。這個實驗結果連我也感到驚訝。

從實驗可知，**你所使用的言語會對後續的行為產生影響**。使用什麼樣的語言，會在無意識中改變人的行為，使用什麼語言非常重要。

下列表格是對大腦有負面影響的詞彙，最好不要使用。

一旦使用這些詞彙，大腦就會受到不良影響。

譬如，當你說出「好累」這個詞的瞬間，大腦就會浮現

對大腦有負面影響的「最好不要使用的詞彙」

好累	都是那個人的錯
討厭	以前真美好
運氣不好	必須做～
做不到	沒有體力
好難	好無力
我不懂	我總是～
不可能	因為大家都說～
我年紀大了	年紀大了就會～
因為我沒時間	好麻煩

疲累的印象。結果就會使你不自覺表現出很累的樣子，甚至真的進入疲累狀態。即使實際上並沒有那麼累，但大腦卻會自動創造出對應的狀態。

我不懂、好困難等詞彙，對大腦來說也很危險。為了避免思考僵化，我認為最好不要使用這些詞彙。

儘管如此，我們總會不由自主地說出這些話對吧？而且，有些人勉強自己不說這些話，反而會覺得很痛苦。我也實驗過，感到疲倦卻無法說「好累」的時候，很多人都會覺得煩躁不安。基於這一點，我提議用「『但是』法則」。在說了負面的話之後，一定要加上「但是」。

在說出「好累」之後，就要像這樣做：「好累。但是～」如何？在「但是」之後說什麼都可以。實際上讓很多人嘗試之後，大家都會接著說這些話。

「好累。但是我很努力了。」

「好累。但是累得很暢快。」

「好累。但是睡一覺應該就能復原了。」

「好累，但是總算有成果了。」

這樣的回答如何呢？其實這是融合日語特徵和腦科學的方法。

大腦有一種特質，就是比較容易記住最後出現的訊息。因此，如果「好累」是最後一個訊息，大腦就會保留「好累」這個訊息；在「但是」之後，說「我很努力了」就會保留「我很努力了」這個訊息。

在正面的詞彙之後使用「但足」，就會接負面的詞彙；在負面的詞彙之後使用「但是」，就會接正面的詞彙。

實際上我的實驗也證實，進行「但是法則」之後，有很多人都覺得心情輕鬆了起來、覺得疲勞減輕。的確有人因為這兩個字改變人生，所以我自己也對其效果感到驚訝。

研習的時候遇到一位五十多歲的女性，她經常使用負面的詞彙，不論是自言自語還是對別人說話都一樣。她說已經養成了習慣，也對這樣的自己感到很厭煩。於是我告訴她：「請從今天試著使用『但是』這個詞一千次。」

一個月後，我們在研習課上再度碰面，她完全變了一個人。

她說「剛開始我半信半疑地試著用『但是』這個詞。起初還覺得有些愚蠢，但隨著不斷說出口，我發現『但是，我很健康』、『但是，今天天氣很好』、『但是，午餐很美味』、『但是，今天看到好美的花』……自己其實經歷了很多小小的幸福，也開始意識到自己其實很幸運，不時會遇到些好事情。以前，就算早起也會責怪自己為什麼不能按時起床。現在自然而然地會說『但是』這個詞，我漸漸會告訴自己：『但是，我睡得很熟』、『但是，我做了個有趣的夢』、『但是，買了很美味的麵包當早餐』。

然後，我突然發現，以前的我只會注意自己辦不到的事情，反而忽視好多辦得到的事、令人感激的事，還有那些很美麗的事物，看待世界的角度一點一點地改變了。每天這樣過日子後，周遭的人也開始經常向我搭話，甚至說我變得開朗了。在這麼短的時間內，周圍的人對我說的話完全改變，其實我自己最為驚訝。」

我聽了這個故事後，再次為語言的力量深深感動。**能夠成功的人，通常會使用對大腦有益的言語。**

「謝謝」包含的強大力量

用字遣詞方式較單調的人，高齡腦的風險比較高。

人可以大致分為樂觀性格和悲觀性格兩種類型，樂觀的人會使用積極的詞語，而悲觀的人則傾向於使用負面的詞語，無論是對自己還是對他人都一樣。使用負面的詞彙會讓大腦產生壓力，可能形成老年憂鬱，同時也增加罹患失智症的風險。

另一方面，二〇一**七年的研究發現，使用正面語言且樂觀的人，具有較低的認知障礙風險**。

我再稍微介紹能夠讓各位體會語言之力的案例。這是一位運動員的故事。

我曾經和一位隸屬J1聯賽的足球選手交談，他向我訴說自己有一個煩惱。他擔任前鋒，也就是對得分非常重要的位置，比賽的上半場表現還可以，但是到了下半場射門命中率卻異常下降，這就是他的煩惱。

聽起來，當比賽進入後半場時，他的大腦似乎就會產生好累的反應。大腦想著我應該已經沒有體力了、我應該無法再跑了，結果真的就會變成那樣。

因此，我請他在心中低聲說出我還有體力、我能夠發揮最佳表現，並努力改變他內心的想像。結果，**下半場的射門命中率令人吃驚地提高了**。我自己也感到非常驚訝。

同樣地，即使是馬拉松選手，也有選手在最後不可避地減慢速度。這個時候，我請這位選手說了一個詞，就讓他後半段的成績變好。

那個詞就是「謝謝」。

你可能會很意外，光說出謝謝就讓成績大幅成長。謝謝用於表達對他人的感謝，自己能夠奔跑，是因為截至目前為止有許多人支持。只要對那些給予支持的人，在心底輕聲說謝謝，就可以讓力量源源不絕地湧上來。

在那之前，跑到後半的時候，選手心裡只會不斷出現也許會撐不住、沒問題嗎等不安的聲音。只是把這些話改成謝謝，完跑的成績就變好了。

只是一個詞，就能讓表現產生這麼大的改變。在運動界已經有得分和時間等證明，所以成果非常明確。

語言不僅僅是與他人進行交流的工具，也是日常與自己交流的工具。其實，腦海中與自己對話的詞彙，所花費的時間是與他人對話的數倍。

因此，只要改變與自己的內心對話，就能改變許多事情。

在對話中加入擬聲詞能讓身體和大腦動起來

希望大家能夠多多使用擬聲詞（也稱為擬聲語），因為擬聲詞對大腦有益。所謂的擬聲詞，就是用文字表達動物或物體的聲音，例如喵喵、汪汪、喀嚓、沙沙等。

擬聲詞其實與活化大腦有關。

目前已知，平時不經意使用的擬聲詞，對大腦有相當大的影響。譬如，做運動的時候，加入擬聲詞就會改變身體的動作。希望各位能親自體驗，所以請務必試試看。

作法如下。

1. 請站直身體，雙手向左右水平展開
2. 請將腰部旋轉到自己能接受的位置（無論是向左還是向右都可以）
3. 當你轉到自己的極限時，請記住那個位置
4. 請回到原位
5. 這次以相同姿勢和方向扭轉，同時說出某個詞。那個詞就是「嘶～」，一邊說「嘶～」並一邊將腰部扭轉到極限。

如何？說出「嘶～」這個擬聲詞時，是不是比剛開始轉動腰部的角度更大了呢？這就是擬聲詞的力量。

使用擬聲詞，比起一般的動詞或副詞，更能活化主掌運動功能的運動皮層、前運動皮層以及小腦等大範圍的大腦區域。

運動選手之中，也有很多人會採用擬聲詞。譬如擲鐵餅選手在投擲時會發出很大的叫喊聲，也有些網球選手和乒乓球選手會發出喊聲，對吧？**透過發出擬聲詞，就能對大腦發出指令並解除控制，使得肌肉能夠發揮到極限**。這個開關就是聲音。

順帶一提，這種效果被稱為「尖叫效應」。

這不只局限於運動領域。在各種情況下使用擬聲詞，都可以活化大腦。**我教一個不會跳箱的小孩使用擬聲詞的方法，他馬上就跳過跳箱了**。

我也曾告訴跳不上跳箱的小孩，跳的時候在心裡默念「噠噠噠、咚、啪、咚」，他馬上就跳過去了。活化小腦之後，身體能力就會跟著提升。

實際上，有些人會使用負面的擬聲詞，而非正面的擬聲詞。譬如年長者會說「喀噠喀噠」、「嗤嗤嚓嚓」等。

腿力弱的人在說出「腿喀噠喀噠響」這句話後，腦海中立刻會加強感受到腿抖的感覺，最終使症狀感受更加強烈。

像這樣，負面擬聲詞對身體也有可能產生負面影響。這種時候該怎麼辦呢？其中一個方法就是「換成正面的擬聲詞」。不過，有時候要把「腿喀噠喀噠響」轉換成正面的擬聲詞的確很困難。

這種時候，請試著把發音方式從送氣改成不送氣。如果是「喀噠喀噠」就換成「咯噠咯噠」，「嗤嗤嚓嚓」就換成「吱吱喳喳」，「喀啦喀啦」就換成「咯啦咯啦」。更改發音方式，印象就會大幅改變。光是這樣，大腦受刺激的部位就會不同，不僅疼痛得以減輕，就連情緒也會變化。

走路有困難的人，一邊說擬聲詞一邊走，有時候就能減輕不適感。「沙沙沙」、「咚咚咚」、「砰砰砰」……只要能讓人想像順暢走路的樣子，任何詞語都可以。只要想著這些擬聲詞走路，就會產生變化，請務必試試看。

認為自己不會被騙的人為何會被電話詐騙

年長者很容易被電話詐騙、重複扣款詐騙、存款詐騙、退款詐騙等手法欺騙。即便在各種場所都已經公告這些詐騙的危險性，仍然有許多年長者會落入圈套中。那些認為自己沒問題、不會被騙的人，往往會被牽著走，這究竟是為什麼呢？

順帶一提，據說大部分被電話詐騙的都是五十歲以上的年長者，其中女性占了七十％。

我認為，這可能和年長者特有的腦部運作模式有關。當人感受到與他人連結時，所分泌的腦內荷爾蒙：催產素，會隨著年齡增長而增加。**據說當催產素增加時，人就會變得容易相信他人，因此容易遭受電話詐騙**。實際上也有實驗報告指出，通過鼻腔吸入催產素成分時，可以抑制腦中杏仁體的活動，讓人持續信任對方（通常在可能遭受背叛時，杏仁體會受到刺激，令人感到不安）。年紀越大越容易受騙，其中一個原因在於催產素。

還有另一個原因，那就是「正面思考偏誤」。**所謂的正面思考偏誤是指以正面的觀點來看待所有事物**（有偏差的想法）。

二十到五十歲的人，在碰到同時存在疼痛和快感的時候，傾向於重視疼痛。這就是負面思考偏誤。年輕人聽到「會損失一萬日圓」的情緒起伏會比「能獲得一萬日圓」更劇烈。簡單來說，就是不想要蒙受損失，這就是負面思考偏誤。同一件事對年長者來說，賺到一萬日圓比損失一萬日圓更讓人激動。這就是正面思考偏誤。

由於年長者迴避損失的意識逐漸變得薄弱，所以更容易注意到正面的事物。結果當然會更輕易被騙。

雖然如此，有些人可能認為只要保持冷靜就不會被騙。沒錯，即使是正面思考偏誤強烈的年長者，只要保持冷靜或許就不會上當，這一點詐騙集團也很清楚，所以會設計讓人無法冷靜的情景。

他們會從訴諸情感以及時間迫切兩方面下手。

為了讓人難以冷靜用邏輯判斷，就用電話詐騙訴諸私情，或者用重複扣款詐騙訴諸每個人多少都有一點的心虛感。除此之外，還會設定一個緊急的截止時間，創造出時間上很迫切的狀態。

在被施加需要儘快下判斷的壓力下，若人用情緒來判斷的時候往往會犯錯。而且，擁有強烈正面思考偏誤的人，越容易做出錯誤的判斷。

另外，被騙的人心中也會產生：想要盡快匯款，從這件事解脫的情緒。為什麼年齡增長後，負面反應會減少呢？其中一個原因在於之前已經說明過的杏仁體。負面事件會在杏仁體中產生反應，但隨着年齡的增長，杏仁體變得不再容易產生反應了，結果，導致負面情緒不易出現。

另一個原因是年紀越大，人就會越想要保持情緒上的穩定。

這種意識其實也和固執老人、自私老人有關。

如何才能避免被詐騙？

當正面思考偏誤開始運轉的時候，會出現兩種模式。一**種是自我尊重需求**

得到滿足的人的模式，以及自我尊重需求未得到滿足的人的模式。

自認尊重需求被滿足的人，往往正面看待所有事物。因此，雖然有很多好處，但也容易被詐騙，所以需要多加留意。

另一方面，自我尊重需求未得到滿足的人，在遇到事情時往往會立刻將焦點放在自己身上，傾向於認為我是對的。譬如說，**即使周遭發生了異常等大家都碰到困難的狀況，這樣的人會覺得自己沒問題**，產生樂觀的偏誤。

另外，容易煩躁的人也屬於這一類型。因為對自己有強烈的正面思考偏誤，所以當他人和自己的想法不同或採取自己無法理解的行為時，就會感到煩躁。易怒老人也有相同的結構。

頑固、任性的人，往往受到自己才是對的這種正面思考偏誤影響。**這個類型的人也容易上當受騙**。實際上，當銀行行員勸阻提領大量現金的年長者時，對方反而會說：「我的錢要怎麼用與你無關！」

那麼，在正面思考偏誤的狀態下，該怎麼做才能避免被詐騙呢？

有些地方會張貼「小心電話詐騙」，但是大腦根本就不會注意到這種警告。就算近在眼前也看不到。

我想推薦各位的方法，就是想像正在做某件事的樣子。

有一項研究在探討：讓年長者去做從未嘗試的事情時，提起動力的關鍵是什麼？答案是讓他們想像做那件事的樣子。

具體來說是這樣的。**在腦海中想像自己已經被詐騙的情況**。這裡開始才是重點，想像的時候必須想：要匯款時，去銀行再確認一次的情景，光是這樣就能夠減少落入電話詐騙的機率。

我將這種現象稱為「彩排效應」，只要彩排過一次，大腦就會傾向於嘗試執行這些行為。

想像並不困難對吧？但是效果非常好。想像擁有強大的力量。不花錢就能辦到，所以請積極運用「想像」做某件事的方法。

凡事往好處想，反而引發意外的原因

高齡駕駛的駕照註銷是近年來廣受關注的話題。如果在都市也就罷了，在移動方法較少選擇的地區，汽車就是生活的一部分，是否過了某個年齡就要註銷駕照，其實很難判斷。此外，有些人認為，年長者如果能因為開車而創造外出的機會，不註銷駕照也有很多好處。

實際上，因為老年駕駛而發生事故的情形並沒有比較多。

不過，雖然沒有發生事故，但是有很多年長者經常與危險擦肩而過。

要解決這些問題的確很困難，不過，希望各位不要忘記一件事。那就是我們之前談到的正面思考偏誤。

我應該還能開車、我才不會發生事故，這些想法都可能存在正面思考偏誤。**了解自己可能存在思考偏誤，就能冷靜地重新審視自己駕駛的狀況，在排**

除正面思考偏誤的狀態下，判斷截至目前為止有沒有發生差點出車禍的事件。

正面思考偏誤有時也來自於想要消除不安的心情。

聽到正面思考這個詞，可能會讓人覺得這到對大腦有好影響，但事實上也有一部分是因為大腦認為正面思考比較輕鬆。

為了避免風險，負面思考其實很耗精神，所以大腦具備偏向選擇輕鬆且有安全感的正向思考性質。因此，**正面思考偏見也有可能成為阻斷「挑戰新事物」的原因。就結論來說，過度傾向正面思考偏誤或負面思考偏誤都不好。**

只要意識到思考偏誤的存在，就能將自己的想法和行為往正確的方向修正，覺察思考偏誤就是最好的應對方法。

將好壓力和壞壓力分開思考

壓力對身體和大腦都不好。或許你會說這些我都知道，但壓力所帶來的負面影響可能會超出你的想像。

譬如說，**壓力太大就容易引起大腦發炎**，大腦也可能會有所損傷。我們常聽到壓力大的時候就會胃痛，其實不只胃，就連大腦都會受損（當然，還會對身體其他部位產生負面影響）。

創造沒有壓力的狀態，可以說是最好的健康手段。全球最高齡人瑞（享嵩壽一百二十二歲）的珍妮．卡爾門女士，超過一百歲仍然維持抽煙的習慣，並且一直以自己喜歡的方式生活，似乎沒有任何壓力。

沒有壓力的話，睡眠品質也會整個改變。睡眠品質與失智症密切相關，所以壓力果然才是最大的敵人。

然而，並非所有壓力都是壞事。壓力有分壞壓力和好壓力兩種。**壞壓力指的是被不安、執著、憤怒等負面情緒所支配而引起的壓力。好壓力是指挑戰新事物或透過運動對身體施加適度負荷所產生的壓力。**兩種都被稱為壓力，所以讓人感到混亂，但分開思考兩種壓力十分重要。我們最好刻意在生活中融入一些好壓力。

當大腦接受輕微壓力刺激時，能夠提升再生能力，運動或者挑戰新事物都可以。這樣能刺激認知功能，並且幫助大腦再生。

整天無所事事地看電視，或許不會有壓力，但是大腦會衰退，修復功能也不會運作，所以壓力為零也不是一件好事。

另外，我要告訴喝酒的人一個好消息。**稍微喝點酒，也能讓我們產生好壓力**。因此，從大腦的觀點來看，我們不需要勉強自己禁酒。當然，飲酒過度就會變成「壞壓力」，所以適度飲酒很重要。

話雖如此，大家可能會想知道適量到底是多少吧？好壓力也一樣，可能很難衡量。這種時候，請用以下的方法判斷是否為好壓力。這是一種自我判斷壓力的方法。

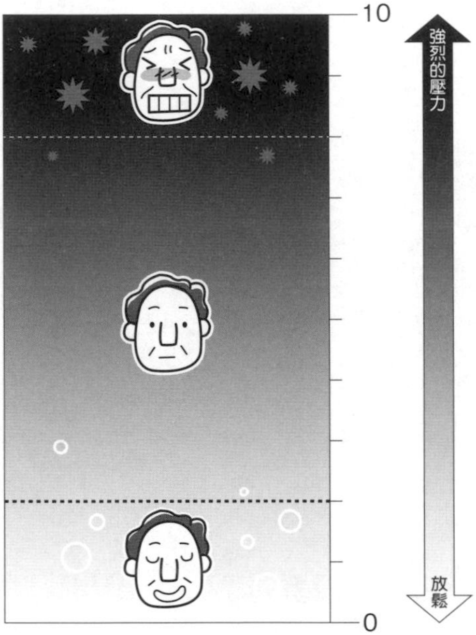

將壓力由零到十（最大十）設定為十個級別。

決定現在所感受到的壓力位於十級中的哪一級。數值憑自己的感覺決定即可。譬如非常大的壓力為八，略感壓力的話大概是三。

「好壓力」是指處於一～二的狀態。當壓力值超過三以上時，就被歸類為「壞壓力」。**那麼要如何減少「壞壓力」呢？**

壞壓力是源自於焦慮、執著、憤怒、寂寞、恐懼、悲傷等情緒，或者疾病、身體狀況不佳、過度運動、睡眠不足等原因。

如果是疾病或身體狀況不佳，那就需要治療。

另一方面，不安、執著等心理方面的壞壓力也有辦法消除，以下就為各位介紹方法。

擺脫壞壓力的方法

▼不安的化解方法

寫出感到不安的事情，直到身心舒暢為止

當我們準備不足、不知道該怎麼做的時候，就會感到不安。為什麼會感到不安、該怎麼做才能消除不安，你想到什麼就寫什麼。有時或許可以透過書寫找到不安的原因，如此就能消除不安。

▼化解執念的方法

嘗試移動到遙遠的地方

譬如旅行途中，會突然覺得以前的煩惱都變得好渺小。和我們執著的結果、人物、事件保持距離，就能客觀地看待這些對象，這就是「俯瞰效應」。**改變場所後，負責處理客觀視角的前額葉皮質就會比較容易活躍，人也就能冷靜地看待事物**。當你執著於某件事的時候，我建議可以去旅行，或者是去一個和平常不同的地方度過一整天。從整體的角度來看事物時，原本執著的東西就會顯得很微不足道。

▼化解寂寞的方法

能夠和人交流最好，但無法實現時，可以與大自然或熱愛的事物交流。交流的對象不僅限於人類，大自然、動物、物品等，什麼都可以，尤其受矚目的是園藝。園藝在全球都廣受矚目，在新加坡甚至建議年長者從事園藝，預防年長者感到孤獨或者是憂鬱。

根據布里斯托爾大學的研究，接觸土壤時，土壤中的細菌可以促進血清素分泌，可以提升幸福感。另外，園藝是一項低強度的運動，可以長時間輕鬆地活動，還能活化具有抗老化效果 Sirtuins 基因。

▼消除憤怒的方法

嘗試在兩週內刻意使用非慣用手（進食、開門、拿東西、拿杯子等）。

當大腦掌管自制力的前額葉皮質活動減弱時，就無法壓抑憤怒的情緒。譬如說，一般人不會在群眾面前怒吼，是因為就算生氣也會告訴自己現場有很多人，理性（自制力）活化之後就會消除憤怒的情緒。使用非慣用手，必須刻意活動平常不使用的部位，所以能夠鍛鍊自制力。如此一來，人就會比較容易控制憤怒。

另外，自制力和感謝、寬恕等情緒也有關聯。數據顯示擁有感謝和寬恕之心的人，較少出現突發性的憤怒。我建議平時就多向別人表達感謝之意，或者是寫下值得感謝的事情，這就是消除憤怒的方法。

人變老後容易依賴他人的原因

這是我從一位和高齡父母同居的人那裡聽到的故事。

「父母事事都習慣依賴我這個女兒。剛開始同居時，我覺得盡心盡力地幫忙是好事，但是他們漸漸連一些原來做得到的事情都來拜託我……我想也可能是他們在對女兒撒嬌吧，但是情況越來越嚴重，最近我有時也會拒絕他們，要他們自己去做。」

我覺得這種情形很常見。

人類是一種很能夠適應環境的生物。有人可幫助我時，就會忍不住依賴他人，盡量讓自己過得輕鬆。

但是，如果只顧享受，大腦就會明顯老化。**因為大腦會判斷「沒使用到的功能就是不需要」**。

為了避免大腦老化，我認為應該盡可能地處理可以自己做到的事情。搭電車時，讓座給年長者是優良禮儀，但對於那些能站立的年長者來說，有時候站著比較好。

在電車搖晃的情況下站立，有助於鍛鍊腿部、腰部和核心肌肉，就像在體內訓練一樣，有時候站著反而對身體有好處。

當然，如果難以站立就不要勉強，接受別人讓座會比較好。然而，一概而論地認為年長者應該坐下來的觀點，可能反而對年長者本身有負面影響。

如果一開始就覺得別人會讓座給自己，大腦會漸漸轉為這種模式，之後身體也會變成很難在電車上站立的狀態。

習慣依賴的人，通常是自我重要感沒有得到滿足的類型。當自己沒有能力時，周圍的人會給予幫助，大家都會注意到我，情緒也變得開心，於是變得更加依賴周圍的人。其中也有些人會莫名發怒，另外，由於年長者的催產素分泌量增加，會使他們更渴望與他人交流，這種情緒也可能成為依賴加劇的現象。

隨著年齡增長，無論做什麼都覺得麻煩，周圍有可以依賴的人時，往往會不由自主地依靠他們。

「瓶蓋打不開，幫我開。」

「我不太會用手機，可以幫我嗎？」

「買東西很麻煩，可以幫我去一趟超市嗎？」

這些都是不知不覺會拜託別人去做的事，但這種輕率的依賴不是好事。**依賴別人有可能會加快自己失能的速度**。

大腦對想像也會有反應。

譬如說，聽到「請想像檸檬放進嘴巴的感覺」時，大多數人只是在腦海中想像就會分泌唾液。

有花粉症的人就算當天沒有打噴嚏、流鼻水，光是想到今天花粉症沒有發作就會突然「哈啾」一聲打出噴嚏來。想像會讓大腦和身體產生反應。

能自己做的事情盡量自己做，對身體和大腦都有正面影響。

第8章

讓大腦更年輕的人際關係

別人說話若適時點頭，大腦就會非常開心！

對話乍看之下只是一件很平常的事，但從大腦的角度來看，是一種高度精密的行為。

對話時必須在大腦中思考對方說的話有什麼意圖、該怎麼回應？前額葉皮質會因此活化，能夠預防高齡腦。

尤其是非夫婦或家人之間的日常對話，像是與朋友或初次見面的人，**進行更廣泛的談話時**，**從大腦的角度來看**，**就像是在進行腦力訓練**。

反之，如果一整天都待在房間裡，不和任何人交談，大腦就會加速老化。

一直聊自己的事就要小心了！

當共鳴腦衰退，「了解他人情緒的能力」也會隨之下降，此時就會出現和別人對話時就會只談自己的事情、幾乎不聽對方說話、對別人沒有興趣等特徵，這就是高齡腦。有些人只會聊自己的事情對吧，這樣的人要小心了。

如果你發現自己一直在講自己的事，沒有注意到對方的心情，我有方法可以補救。

那就是把焦點放在視線上。

自說自話的人，幾乎都不會看著對方，大多都看著兩人之間的區域，不會好好看著眼前的人說話。然而，當我們看著對方的時候，意識就容易放在那人身上，如此一來，就會更容易認知對方的存在、察覺對方的心情。**確實看著對方，就能「察覺對方的情緒」**。

雖然只是一件小事，但光是這樣對話就會出現改變。

接著，對話時，聆聽對方說話也很重要。不只是聽，一邊點頭一邊聽，也能活化大腦。其實，我也經常讓參加講座的學員這麼做。我會讓學員一段時間聽講時不點頭，然後另一段時間邊點頭邊聽。

結果發現，聽講時不點頭，就不容易聽進講課的內容。另一方面，一邊點頭一邊聽，就會覺得內容很有趣，也比較能聽得進去。這是因為點頭的動作會打開大腦開關，讓人自動進入聽對方說話的模式。

我們以前都曾經體驗過理解對方的時候，就會點頭的過程。大腦會記得這個經驗，在點頭的瞬間，就會打開理解的開關。因為點頭能夠活化大腦，所以聆聽對話或演講時點頭，是有助於活化大腦的。

此外，點頭不只可以活化聽者的大腦，也能活化說話者的大腦。有一項實驗在調查對話中點頭的效果，但把點頭者換成了點頭機器人。人們朝向機器人講話，每次機器人都會點頭，儘管它只是一直點頭而已，並不具說話功能。

而實驗團隊掃描此時說話者的大腦狀態後，得出令人驚訝的結果：機器人雖然只是點頭，但說話者大腦活化的程度仍然很高。此外，還有報告指出，**只要點點頭就能讓對方的印象變好四成**。

人類是需要被理解的生物。因此，只要覺得自己說的話有人聽，大腦就會有所反應並且隨之活化。

人類的尊重需求跨越世代，每個人都需要被認同。就算不知道對方是否真心，只要對方點頭就能感受到被認同，即使對方是機器人也一樣，這就是人類的大腦機制。

表示我理解你的點頭動作，對於活化大腦很有幫助。

給交不到朋友的人的十一個建議

根據日本內閣府的統計數據，**約有三分之一的六十歲以上長者沒有親密的朋友**。這在全球排名算是相當差。

另外，日本人的特徵是有很多同性朋友，但是異性朋友很少。

正如本書所說明，與人溝通對大腦來說是有正面幫助的行為。

對於「我不需要朋友」、「和別人交談很痛苦」的人來說，交朋友的確會

是否擁有親密友人（60 歲以上長者，比較 4 個國家）

	日本	美國	德國	瑞典
有同性朋友	43.3%	29.7%	30.9%	29.1%
有異性朋友	1.5%	3.8%	2.8%	2.7%
有同性和異性朋友	12.6%	50.7%	52.0%	48.0%
兩者都沒有	31.3%	14.2%	13.5%	9.9%
不知道	8.8%	1.6%	0.5%	7.6%
不回答	2.5%	0%	0.4%	2.7%

內閣府「令和年度第九次年長者的生活與意識相關之國際比較調查結果」

變成壓力，所以我認為不需要勉強自己，但是對於「想要與人交談卻難以交到朋友」的人，請試著參考接下來介紹的方法來建立友誼。

有幾個重點。

其中一個重點是**找到共同點**。

根據形成友誼的研究指出，人們會被具有相同或相似元素的「同質偏好」所吸引，進而變成朋友。所謂的「物以類聚」就是這樣。在英語中也有這樣的諺語，「Birds of a feather flock together」（羽毛相同的鳥會聚在一起）。

這句話本來是指無論對方是異性、小孩、學生還是社會人士，只要有共同點就能成為朋友。

但是，很多人在提到朋友的時候，都會浮現以下的定義。

朋友就是指同年齡層的同性朋友

這個想法也是導致人難以交朋友的原因之一。

要在同年齡層、同性別之中尋覓有共通點的人，能選擇的範圍就已經大幅縮小，特別是日本人，這種傾向更加強烈。

而且，年齡越大，同世代的人可能都漸漸過世了，就交朋友的觀點來說，如果只局限於同年齡層的話，風險就會更大。

年齡差異大的朋友稱為忘年之交（不是年齡差異大的情侶，而是年齡差異大的朋友）。

在歐美國家，這種風氣越來越盛，在音樂圈有東尼．班奈特（九十五歲）與女神卡卡（三十六歲）；還有艾爾頓．強（七十五歲）與火星人布魯諾（三十六歲）等，都是知名的忘年之交。

和朋友之間對話談論話題內容的比例

	男性	女性
健康	77.2%	85.2%
日常生活	65.2%	82.6%
興趣	73.9%	67.8%
家庭	39.1%	60.4%
社會形勢	64.1%	38.9%
過去的經歷	50.0%	36.2%
未來規劃	28.3%	43.0%
牢騷抱怨	22.8%	45.0%
工作	19.6%	17.4%

在歐美，**主要是社群媒體和網際網路推動了忘年之交的風氣**。在社群媒體上發出訊息，透過網路參加特定社群，就能輕鬆實現跨世代的交流。接下來，日本也會迎來年長者更要使用社群媒體的時代吧。

擁有年輕朋友的年長者，一大特徵就是即便自己比對方年長，也能平等相待。我也有一位比我大二十歲的朋友，但從我們第一次見面起，他沒有把我當成晚輩，一樣對我說敬語，讓我留下深刻的印象。人們都不喜歡上對下的人際關係。只有平等相待才能稱之為朋友。

改變朋友的定義，從年齡差異人或者異性當中尋找朋友，或許反而意外的有收穫。交朋友最重要的，就是平等相待。

通常在「彼此都有伴侶或男女朋友的時候」，才比較容易和異性成為朋友。沒有伴侶的異性，通常會被當成可能戀愛的對象或者結婚對象，比較難成為朋友。

第二百一十四頁的表格整理了六十歲以上的人「和朋友對話的內容」。**健康居於首位，接著是日常生活、興趣愛好、家庭等**。

健康居於首位，是因為這是每個人的共通點。疾病和健康相關的資訊是建立友情很好的主題，大家可以記住這一點。

除此之外，還有什麼可以交朋友的方法呢？

以下介紹十一個科學方法。

1. 尋找喜愛的店家（餐廳、居酒屋、咖啡店、酒吧等）

2. 飼養可以帶出去散步的寵物（譬如小狗）
3. 參加於多個社群
4. 舉辦同學會
5. 做兼職工作
6. 開始學一項技能
7. 參加志工活動
8. 請朋友介紹
9. 透過社群媒體、網路等方式參與社群活動
10. 跨年齡層
11. 不同性別

我曾經聽一位七十多歲的友人說起自己的經歷。他是一個不管什麼時候見到他，都看起來很幸福的人，而且他也說自己過得很幸福，總之幸福感滿滿。他說他最重視的事情就是交朋友。

他一個人去飯店的酒吧或爵士咖啡館，常常會隨意和鄰座的人聊天，就這樣和對方成為朋友。和初次見面的人成為朋友，讓他覺得很開心，和對方交換LINE或社群媒體的帳號，之後也能輕鬆地保持聯絡。

如果到處都有朋友，就算失去其中一個，也能和社會保持交流（可能就像儲蓄一樣）。

同一餐廳的常客，可能擁有相同的價值觀。餐廳的設計、料理、服務特色以及老闆的想法等偏好會比較相近，所以容易成為好友。

其他方法也一樣，**人往往傾向和共通點多的人成為朋友**。比起只有一個共通點，兩個、三個、四個更好，越多就會覺得越有親近感。因此，尋找自己和對方的共同點也很重要。要尋找共通點，就不能只顧說自己的事，也要傾聽對方說的話。

不要只說今天天氣很好，而是主動詢問：你以前做什麼工作？為什麼想做那份工作等表示對對方有興趣的話題，自然而然就會發現共通點了。另外，比起流於表面的閒聊，有深度的話題可以提升幸福感。

金錢觀一致也很重要

共通點之中，「金錢觀」尤其是交朋友的時候非常重要的元素。

在堪薩斯大學的研究中，發現金錢觀不一致是導致離婚的最大原因，這也就表示金錢價值觀在建構長期親密關係中是很重要的元素。金錢價值觀的偏差，可能會讓大腦產生巨大壓力。

另外，在研究合作夥伴關係（包括朋友）時發現，**能夠互補的人，關係越能長久**。共通點固然重要，但也要有相異點才能長久維持友誼。

無論是朋友還是結婚對象，能長久來往的心靈伴侶都需要：

共通點（具備穩定性）＋相異點（給予刺激）

有這兩種元素，才能成為最佳的夥伴（朋友）。

內向的人該怎麼建立關係？

前面提到朋友的重要性，但另一方面也有人認為交朋友是一種壓力。勉強交朋友，只會產生負面影響，**人本來就具有內在才能和外在才能**。外在才能指的是喜歡把意識放在自己之外的人所擁有的才能。喜歡與人往來、交流，這種人擁有的就是外在才能。

內在才能是喜歡把意識放在自己內心的人所擁有的才能。像是科學家、藝術家、工匠等，擅長深入探究某件事的能力。

外在才能強的人，擁有不易形成高齡腦的要素。建立關係、積極活動都屬於外在才能。擁有內在才能的人，如果勉強與人交流反而會帶給大腦壓力，導致反效果。

那麼內在才能發達，也就是內向的人該怎麼辦才好呢？其實有很多方法，所以內向的人也可以放心！在腦科學領域中，有許多有趣的研究成果出現。具體來說，如果這樣做，你就能和外界交流。

- **養寵物**
- **購買喜愛的角色、名人等周邊商品**
- **接觸大自然**
- **為自己的車命名**
- **幫愛用的物品命名**

應該有一些馬上就能做到的事情吧？

或許有人會覺得怎麼可能因為這樣就產生和他人交流相似的情緒，但是請各位想像一下，有收集公仔的人，在欣賞公仔、對公仔說話的時候，看起來顯得非常幸福；與愛犬互動的人，也一樣幸福，大概就是這種感覺。

之前已經解釋過很多次，**大腦辨識的不是人，而是交流本身**，原因在大腦的錯覺。

大腦會因為行動而引起錯覺。當你像對待人一樣對待動物和物品時，我們的大腦會像和人交流那樣運作。

還有另一個原因。大腦具有一種將物品視為人的偏誤。譬如手機會用的表情符號，明明只是排列符號，看起來卻像人臉。也就是說，你會覺得像看到真的表情。因此，**想要建立連結時，把物品當作人一樣對待也是一種方式**。

把物品當作人一樣對待的方法，就是幫物品取名。就像在電腦或手機貼上人臉貼紙並賦予它們獨特的名字那樣，讓物品具有人格。

我之前提到行動會讓人腦產生錯覺，而我們可以利用這種錯覺來讓生活更加有趣。

譬如說，想去旅行卻不能去的時候，**可以看電視的旅遊節目，或者吃當地的食物，大腦會有種彷彿去旅行的感覺**。

我年輕時也這麼做過，一邊看電視節目《鐵人料理》（料理の鉄人，富士電視台系列），一邊吃著從便利商店買來的便當。

有些人可能會疑惑：「電視上的食物和自己吃的便當差那麼多，對大腦不會產生負面影響嗎？」但實際上大腦比起差異更傾向於接受同化。

另一方面，**線上聚會反而不容易讓大腦產生錯覺**。因為在電腦另一端有真人，所以對方會變成主體，如此一來就很難和自己同化。反而是一邊看溫泉旅館的影片一邊喝酒，比較容易讓大腦產生錯覺。

巧妙利用大腦錯覺，在生活中創造讓大腦快樂的小巧思，可以預防高齡腦，同時提升幸福感。

討厭別人的原因有九成是因為氣味

男性的嗅覺衰退速度比女性快，所以會漸漸無法辨識自己的體味。就算身上出現嚴重的老人臭，本人可能也不會發現，所以需要特別注意。

順帶一提，年輕女性特有的香味（如蜜桃或花朵般的甜香）是由成分「Lactone C10」和「Lactone C11」所構成的，這種特殊香味會在十幾歲後半達到巔峰，並在三十五歲時消失。男性的老年體臭（類似舊書的味道）來自2-壬烯醛，約四十歲左右開始增加。

還有一項令人震驚的調查。東北大學的坂井信之教授，針對八百人進行調查，結果顯示：

喜歡上一個人的契機在於外表、討厭一個人的契機則有九成是因為體味。與別人相處時，首先需要注意自己的體味。特別是年長的男性，如果意識到自己有老人臭並使用香水，可能更容易交到朋友。另外，還有口臭也需要注意。保持好氣味，對大腦有好處，也容易交到朋友，可謂一石二鳥。除此之外，據說好氣味能讓人看起來變漂亮，所以是一石三鳥。

順帶一提，雖然女性比男性少，但會在四十歲左右出現老人臭。最新研究發現，老人臭的來源壬烯醛會傷害皮膚，所以甚至會導致外表看起來變老。

另一方面，**五十至七十歲的人群中，有一半的人不會出現老人臭的問題。這些人應該是因為保持皮膚清潔或者本人抗氧化能力強**。2-壬烯醛是皮脂氧化後產生物質，活性氧較多的體質就會產生很多2-壬烯醛。

容易出現老人臭的位置在頭部、耳後、腹部和背部、頸後。那麼，該如何有效防止老人臭呢？保持清潔是一大前提，具體有好幾種方法。

微氣泡浴

超微米氣泡能按摩全身、深度清潔老廢角質，甚至安撫神經緊張，目前已知比淋浴和泡澡有效。

攝取輔酶Q10

根據實驗顯示，能讓六十五至七十五歲女性成功減輕老人臭。

出門比在家好

報告指出，在家工作比外出辦公多出一．五倍老人臭。

老人臭是因為活性氧產生，因此也被當作是健康的指標。有老人臭的人，因為身體容易氧化，大腦也會跟著受損。將過多脂肪和酒精控制在適度範圍內，多攝取抗氧化物質，並且通過睡眠和適量運動減少活性氧，應該就能減少老人臭。

第9章

遠離壓力和失智症的方法

創造能實際感受「自己很重要」的場合

在日本，罹患失智症的人數攀升。如前文所述，失智症與生活習慣和壓力密切相關。本章會特別介紹遠離壓力和失智症的方法。

請回答以下問題。當你看到一張有自己的合照時，你會先看到誰？應該會最先看到自己吧（雖然有時候會先看到喜歡的人……）？為什麼我們會先看到自己呢？是因為「自我重要感」。

大家應該經常聽到自我肯定感這個詞，而自我重要感是自我肯定感的其中一個面向。

自我肯定感：肯定並善意地接受真實的自我

自我重要感：自己對他人和社會而言都是重要的存在

人都會希望自己是很重要的存在。譬如說，在公司曾經擔任管理職的人，一旦退休在家就會無所適從也沒有朋友，不再有人依賴你的時候，往往無法感受到自我重要感。

無法感受到自我重要感，會讓大腦產生壓力，壓力會對大腦造成損害，最後提升罹患失智症的風險。

自我重要感的基礎是「他人覺得自己很重要」，因此，大前提是與人交流。當我們正在工作或孩子還小的時候，自然而然地就會處於需要與人交流的環境，但是，一旦退休或孩子成年，就有可能遠離這樣的環境。這種時候，我們必須主動和他人交流。

希望別人認同自己很重要的情緒，有時候就是造成易怒老人的原因。易怒老人是以錯誤方式與社會、他人交流的好例子。透過發脾氣來吸引別人關注，藉此滿足自我重要感。

我去某溫泉設施時發生一件事。該設施有一間VIP貴賓室，我在那裡時看到這一幕。

一名年長男性正在和員工交談，因為在我旁邊，所以聽到了完整對話。

「我曾擔任某某公司的幹部。依我所見，這裡的服務不怎麼樣，而且你的服務也做得不好。你知道服務業的標準流程應該怎麼做嗎？在我以前的公司，絕對不會這樣做，你懂常識嗎……」

他就這樣不斷地說教，連我在旁邊聽都覺得心情很差，而那位前幹部卻毫不在意周圍的人，一直對那位員工闡述自己的觀點。

我不禁心想：「明明就是你讓別人不愉快，還談什麼服務，一點說服力也沒有！」

這就是一種滿足自我重要感的錯誤示範，最後那個人抓著工作人員說教將近一個小時作為結束。這讓我覺得「這個人一定很寂寞」吧，有可能是失去公司這個後盾和頭銜之後，周圍的人不再把他當一回事了。

當家庭和社會都無法滿足自我重要感時，他們就會在商店或類似設施等被當作客戶重視的地方，尋求自我重要感。

想滿足自我重要感，就要從自己能控制的事開始思考

滿足自我重要感的另一種錯誤方式就是擺架子（表示自己的地位比對方優越的行為）。譬如說在商店付錢的時候，有些人會用丟的，這也是一種擺架子的行為。

每個人都有滿足自我重要感的渴望。因此，**如果能夠用言語或行動滿足對方的自我重要感，將有助於建立更好的關係**。譬如說，夫妻往往容易把對方當成空氣，如此一來就無法滿足自我重要感。這種時候，就要刻意說一些提升伴侶重要感的話。

因為自我重要感就是指對方對自己的看法，所以很難自己控制。**當我們聚焦在自己無法控制的事情上，大腦便感受到恐懼**。這種恐懼會傷害大腦，因此導致失智症的風險增加。而頑固、易怒、愛擺架子，這樣的人會有罹患失智症的風險。另一方面，我們也知道專注於可掌控的事情時，幸福感就會提升。

因此，**去做自己能控制的事情是第一要務**。其中，「對別人有幫助的事情、讓別人開心的事情，就能滿足自我重要感。讓伴侶開心、讓朋友開心、幫

助有困難的人，做什麼都可以。

有一項很有趣的調查。讓退休人士以志工的身分擔任學生的家教，這些人的大腦認知功能都變得更好了。

這是因為自我重要感得到滿足。當學生說「我懂了」的時候，身為老師一定能實際感到自己的重要性吧。**想要提升自我重要感，就要做讓人感到高興的事情**。這是任何人都可以辦到的方法。

回憶以前的美好事物，會為大腦提供營養

你知道幸福度和大腦狀態之間有關聯嗎？

如前文所述，日本人是全球之中幸福度不怎麼高的國家。另一方面，全世

界幸福度最高的國家是芬蘭，連續五年排名都是全球第一。

為什麼芬蘭的幸福程度那麼高呢？

原因可能有很多，或許是整個社會都讓人感受到自由與交流，當大腦感受到交流與自由的時候，就會產生快感，幸福度也會隨之提升。

然而，日本相較於其他名列前茅的國家，在自由度和寬容度這兩項指標上表現都較差。

既然如此，在日本又該如何輕鬆地提升幸福度呢？容我介紹一種可以立刻執行的方法。

只要回憶快樂的過去即可。

只要這樣就夠了。

研究顯示，**幸福度高的人「經常回顧過去美好的回憶」**。

如何？如果是這樣的話，馬上就能做到吧。

據說幸福與過去美好回憶的數量成正比。即使在現在無法感受到幸福，只要擁有過去的美好回憶，幸福感就會增加。越常回憶的人，幸福度越高。

在自己的腦海中回憶，或者和某人交流回憶都可以。

當你回想起過去的快樂事情時，是不是會感到非常開心呢？購物的幸福無法持續，但是幸福的回憶會很持久。

另外，還有一項調查顯示，我們會最喜歡自己在二十四歲左右時流行的歌曲，所以也推薦大家去聽當時的歌曲，在卡拉ＯＫ唱當時的歌。

回顧快樂的事情，能加快疾病康復

我也建議大家踴躍參加同學會。有些人會消極地認為，那只是執著於過去的行為，但是，實際上腦科學研究發現驚人的事實。

那就是大腦思考過去和未來的迴路是相同的。我們在思考未來、回顧過去時，都使用相同的大腦迴路。

因此，**如果認為過去不好，那未來也會跟著不好**。反之，如果我們認為過去很好、很快樂、很幸福，也會覺得未來會很好、很快樂、很幸福。

只要認為過去的失敗經驗，也會成為自己成長的糧食，那麼你就能正面思考未來。但是如果一直負面看待過去的失敗，未來也會變得負面。

回顧快樂的事情能夠活化大腦。看到照片的時候，或許會浮現當時的畫面。聲音、空氣，甚至有些人會聞到味道，回顧這些事情，需要大腦發揮高度功能。

失智症的患者很難記住新事物，但對於過去的事情卻記憶猶新。實際上，有研究報告指出，回憶可以提升失智症患者的認知功能。

不僅是大腦，**研究也顯示，回顧快樂回憶可以加快疾病恢復**。反之，一直說自己不行了、好不了了、怎麼會生這種病等負面的話，康復速度也會變慢。

膽固醇和老年憂鬱的關聯

最近，老年憂鬱症與膽固醇之間的關係廣受矚目。老年憂鬱症是指六十五歲以上的人所患的憂鬱症，人數占全體憂鬱症患者的四成。

患者會出現沒有動力、對事物失去興趣，無論做什麼都感受不到喜悅，心情沉重等症狀。罹患老年憂鬱症時，大腦狀態會變差，甚至易引發失智症。

過去認為攝取膽固醇會提升心肌梗塞的風險，對身體不好。透過正確的飲食和藥物療法降低膽固醇水平，就能降低心肌梗塞的風險。然而，**研究發現膽固醇降低時，老年憂鬱症等自殺、意外死亡比例增加了七十八%，因此導致總死亡率上升了七%**（癌症死亡率也增加了四十八%）。

膽固醇是細胞膜的重要組成成分，有三分之一存在於大腦和神經系統中。膽固醇減少時，細胞膜就會變得不穩定，因而無法有效吸收幸福荷爾蒙——血清素，使得身體變得很難感受到幸福。研究指出，這會導致老年憂鬱症。

在調查加州七十歲以上男性後發現，與高膽固醇患者相比，低膽固醇的人罹患憂鬱症的機率約為二．七倍。

年齡增長後膽固醇數值偏低且身形瘦削的人，往往難以感受到幸福，稍微胖一點反而比較快樂。這個結果讓我也感到驚訝，但這似乎是真的。

六十歲以後，身體能生成的膽固醇會逐漸減少，因此對於老年人來說攝取富含膽固醇的食材，例如雞蛋、肉類、魚類、乳製品等，非常重要。超級長青族中也有很多人喜歡食用上述食品，這非常合理（但請注意不要攝取過量）。

香氛可以防止失智症變嚴重嗎？

據說一旦罹患失智症，感知香味的功能就會不斷鈍化。

接收香氣的嗅覺受體位於鼻腔中，罹患失智症或可能罹患失智症的人，這些受體細胞會逐漸減少。

即使不是失智症患者，在六十到八十歲這段時間，嗅覺會漸漸變差，尤其是男性，嗅覺會從六十歲之後急遽退化。然而，我們很難察覺到自己的嗅覺衰退，當察覺的時候，通常表示已經很嚴重了。

香味特別能夠刺激大腦。當你聞到香氣的瞬間，是否會感覺心情改變呢？譬如說，聞到一股臭味的時候，瞬間就會感覺到不舒服對吧？

其實，五感中傳達速度最快的就是嗅覺，這就表示嗅覺和大腦直接連結，由於鼻腔距離大腦很近，可以直接活化腦部。

所以，**只要使用「香氣」就可以輕鬆活化大腦**。

最簡單的方法就是利用飲食的香氣。

料理中有各種不同的香氣。通過有意識地嗅聞這些香氣，就能夠刺激大腦，然而，如果每天都吃同樣的東西，我們會習慣相同的香味，這樣就無法刺激大腦了。日式、中式、西式，偶爾加入一點異國風味，盡量拓展料理的變化，讓自己聞到各種不同的香氣。

據說愛吃的人不容易罹患失智症，從嗅覺的角度來看的確有道理。

除了飲食以外，也可以「應用香薰」。香薰有很多功效，可以配合目的選擇。不僅可以刺激大腦，還可以增強專注力、調節自律神經、放鬆……可以按照自己的需求選擇。

各地都在研究香薰，目前已經證實香味有很多功效，我嚴選具有改善動力腦、記憶腦等的效果的香味，介紹給大家。

▼檸檬

具有抑制副交感神經，**活化交感神經的作用**，因此有助於改善早晨清醒，提升專注力。也有具有消除疲勞的效果。

▼薰衣草

提升**十五%短期記憶（工作記憶）**，記憶力會變好。同時，神經營養因子受體（NGFR）也會被打開，因此具有促進神經成長・維護的功效。

▼辣薄荷

具有提升專注力和作業速度的效果，同時也能增強記憶力。咀嚼薄荷口香糖會分泌多巴胺，所以是我很推薦的活化大腦食品。

▼檜木

聞到檜木香氣時，右腦的前額葉皮質活性就會降低，能活化副交感神經，具有**減輕壓力**的功效。當嗅到檜木中所含的α-蒎烯（α-Pinene），海馬迴的神經營養因子（ＢＤＮＦ，有助於記憶的腦內荷爾蒙）的基因開關會被打開，所以對增強記憶力也有幫助，而檜木浴也具有預防高齡腦的效果。

▼迷迭香

可以提升預期記憶力（記住將來的計劃和約定的能力），有助於防止忘記和別人的約定、忘記要買什麼、走進廚房卻忘記自己要做什麼等情況。

此外，透過使用混合香氛進行驗證，發現透過嗅聞氣味能夠提高專注力。

咖啡香氣具有使人變溫柔的效果

咖啡的香氣也具有令人驚豔的效果。

咖啡香氣的功效之一是「讓人變得溫柔」。有一項有趣的實驗可以驗證：

研究人員故意在大型購物中心的某商店前掉錢，而實驗要測試有多少經過的人會撿起來送到商店（竟然有人想到這種方法）。結果發現，比起沒有咖啡香的商店，有咖啡香的商店會有比較多人把錢送回去。

效果非常出色。如果到處都能聞到咖啡的香氣，也許世界會更加和平吧。這個研究結果，我自己也很有感。當走進咖啡館或咖啡店的瞬間，聞到咖啡香氣時，就會產生一種充實或被療癒的心情，且瞬間就會轉換成那種模式。

如果夫妻關係不和諧，或許應該讓家裡充滿咖啡香。在工作場合或開車時容易感到煩躁的人，建議讓環境充滿咖啡香。

有數據顯示，年長者開車遇到塞車時很容易感到惱怒。據說年齡增長後，會變得比年輕時更容易煩躁，塞車時，大腦也會更加情緒化。因此，開車時建議搭配咖啡香。

後記

高齡腦的世界，您覺得如何？

我們一起度過一段高齡腦的旅程，最新的研究結果顯示：

「我們無法抗拒衰老，但大腦卻能永遠保持年輕活力。」

這就是科學的最終結論。

當我知道這個事實時，真的感覺充滿勇氣。睡眠的品質、協調運動、隨心所欲地做自己喜歡的事情、擁有興趣嗜好、享受美食、不勉強自己、養狗、保持年輕外表、手寫等，這些都能遠離高齡腦。尤其是在語言能力可以持續成長到六十七歲，還能一直維持高度語言能力，這對於以文字、演講等使用語言為工作的我來說，是一個非常令人感動的消息。

我在三十歲前半被診斷出罹患頑疾。這件事情來得太突然，但在那個時候，我感受到「生命如此脆弱，瞬間即消逝」。正因為如此，我比其他人更早開始思考：「人的幸福是什麼？」、「自己活著的意義是什麼？」

我從中學到的，就是本書中的重要主題之一：「人與人之間的交流」。我自己在生病之前，是一個只追求肉眼可見的成果的人，沒有安排任何休息的時間，過著充滿壓力的生活。

然而，在住院期間，妻子每天都來照顧我，護士們也幫忙照料我的飲食，並且能和開心地觀賞花朵的孩子互動，所有這一切都令我感到心情放鬆，真心感到幸福。這樣溫暖心靈的經歷，好像是成年以來第一次感覺到。三年半之後，在我過著重視人與人交流的生活之下，我的病好了。

當大腦感受到連結時，就會處於最佳狀態，不僅增強了恢復能力，還讓我們處於充滿能量的狀態。即使無法與人交流，還是可以和喜愛的事物連結，與大自然連結，與動物連結，與新體驗連結，與愉快的回憶連結，與自己的感受連結，這些在本書中介紹的各種體驗都可以遠離疾病和高齡腦。當我們認知到當下這一刻不會再回來就能享受每一個重要時刻，使大腦感到幸福與成長，讓人生變得美妙。超級長青族的長壽祕密或許就隱藏在這些事物中。

我在全國各地的演講等場合中與許多人見面，看到年過七十歲仍然能夠坐在最前排，努力學習新事物的年長者，真的很讓人感動。

我們身上擁有無限的可能性。而且，一些日常小小的相遇有可能會大幅改變人生。希望這本書能成為你實現充實而美好人生的相遇。

腦科學家

西剛志

參考文獻

〔前言〕

1. 壽命延長到一百三十歲的可能性╱*Michael Pearce & Adrian E. Raftery*, "Probabilistic forecasting of maximum human lifespan by 2100 using Bayesian population projections", *DEMOGRAPHIC RESEARCH*, 2021, Vol.44（52）, p.1271–1294

第1章　自己難以察覺的「大腦老化」

2. 大腦的灰白質從三十歲開始萎縮╱Watanabe K, et.al., "Grey-matter brain healthcare quotient and cognitive function: A large cohort study of an MRI brain screening system in Japan", *Cortex*, 2021, Vol.145, p.97-104

3. 記住人名的巔峰年齡為二十二歲，記住長相的巔峰年齡為三十三歲╱Germine LT., et.al., "Where cognitive development and aging meet: face learning ability peaks after age 30", *Cognition*, 2011, Vol.118（2）, p.201-10.

4. 資訊處理的巔峰為十八歲，察覺對方情緒的能力巔峰在四十八歲，詞彙能力的巔峰在六十七歲╱Harshorne J.K. & Germine LT., "When does cognitive functioning peak? The asynchronous rise and fall of different cognitive abilities across the life span", *Psychol. Sci.*, 2015, Vol.26（4）, p.433-43

5. 睡眠時間每增長十歲就會縮短十分鐘╱睡眠品質不會因為年紀增長而變差╱Boulos MI., et.al., "Normal polysomnography parameters in healthy adults: a systematic review and meta-analysis", *Lancet Respir. Med.*, 2019, Vol.7（6）, p.533-543

6. 睡眠物質褪黑激素會隨年齡減少╲Waldhauser F.,et.al., "Clinical aspects of the melatonin action: impact of development, aging, and puberty, involvement of melatonin in psychiatric disease and importance of neuroimmunoendocrine interactions", *Experientia*, 1993, Vol.49（8）, p.671-81

7. 膠淋巴系統（Glymphatic system）╲Xie, L. et.al., "Sleep drives metabolite clearance from the adult brain", *Science*, Vol.342, p.373-77, 2013

8. 睡眠時間過短或過長都會增加失智症的風險╲Tomoyuki Ohara, et.al., "Association Between Daily Sleep Duration and Risk of Dementia and Mortality in a Japanese Community", *J. Am. Geriatr. Soc.*, 2018,Vol. 66（10）, p. 1911-18

9. 壽命與睡眠的關係╲Kripke DF., "Mortality associated with sleep duration and insomnia", *Arch. Gen. Psychiatry*, 2002, Vol.59（2）, p.131-6

10. 睡眠時間低於五小時，罹患失智症的機率為兩倍╱Robbins R., et.al., “Examining sleep deficiency and disturbance and their risk for incident dementia and all-cause mortality in older adults across 5 years in the United States”, *Aging*（*Albany NY*）, 2021, Vol.13（3）, p.3254-3268

11. 睡眠時間超過九小時以上會提升失智症的風險╱Shireen Sindi,et.al. Sleep disturbances and dementia risk: A multicenter study. *Alzheimers Dement*. 2018 Oct;14（10）:1235 1242.

12. 睡眠不足會導致類澱粉蛋白增加╱Spira, AdamP., et.al., “Self-reported sleep and β-amyloid deposition in community-dwelling older adults” *JAMA neurology*, 2013, Vol. 70（12）, p.1537-43

13. 午睡三十分鐘可以降低五十%失智症的機率╱Kitamura K., “Short daytime napping reduces the risk of cognitive decline in community-dwelling older adults: a 5-year longitudinal study”, *BMC Geriatr*., 2021, Vol.21（1）, p.474

14. 午睡超過一小時的人容易罹患失智症╱Li P, et.al. “Daytime napping and Alzheimer's dementia: Apotential bidirectional relationship”, *Alzheimers Dement*., 2022, doi: 10.1002/alz.12636

15. 年齡增長後呼吸中止症的患者變多╱Bixler E.O., “Effects of age on sleep apnea in men: I. Prevalence and severity”, Am. J. Respir. *Crit. Care Med*., 1998, Vol.157（1）, p.144-8.

16. 呼吸中止症患者罹患失智症的風險為一・一八倍╱Yaffe K,et.al., “Sleep-disor-dered breathing, hypoxia, and risk of mild cognitive im- pairment and dementia in older women”, *JAMA*, 2011, Vol.306, p. 613-619

17. 沒有牙齒睡眠時間會變短／Koyama S., et.al. “Sleep duration and remaining teeth among older people” *Sleep Med.*, 2018, Vol.52, p.18-22

18. 曬太陽睡眠品質會變好／Mead, M Nathaniel. “Benefits of sunlight: a bright spot for human health.” *Environmental health perspectives*, 2008, vol. 116（4）, A160-7

19. 手機的藍光會降低睡眠品質／Ayaki M., “Protective effect of blue-light shield eyewear for adults against light pollution from selfaluminous devices used at night”, *Chronobiol. Int.*, 2016, Vol.33（1）, p.134-9.

20. 睡前三小時喝雙倍濃縮咖啡，睡眠時間會推遲四十分鐘，照射強光會推遲八十五分鐘／Burke TM, Markwald RR, McHill AW, et.al. “Effects of caffeine on the human circadian clock in vivo and in vitro. *Sci Transl Med.* 2015:7（305）:305ra146.

第2章　只要這樣做，年紀再大大腦都不老化

21. 何謂超級長青族?／Cook Maher A., et.al., “Neuropsychological Profiles of OIder Adults with Superior *versus* Average Episodic Memory: The Northwestern”SuperAger “Cohort”, *J. Int. Neuropsychol. Soc.*, 2021, Vol.26, p.1-11

22. 一百歲以上的人瑞認知功能也能年輕三十歲／Beker N.,et.al. “Assciation of Cogitiv Function

Trajectories in Centenarians With Postmortem Neuropathology, Physical Health, and Other Risk Factors for Cognitive Decline”, *JAMA Netw Open*. 2021, Vol.4（1）, e2031654.

23. 一百歲以上的人口增加／國立社會福利・人口問題研究所・人口統計資料集 2022, 表 2-10 性別一百歲以上人口

24. 沒有多巴胺，就連動物都會失去食慾和動力／Salamone JD. & Correa M. “The mysterious motivational functions of mesolimbic dopamine”, *Neuron*, 2012, Vol.76（3）, p.470-485

25. 有慾望比較長壽／Huang YC., “Appetite predicts mortality in free-living older adults in association with dietary diversity. A NAHSIT cohort study”, *Appetite*, 2014, Vol.83, p.89-96

26. 笑容會活化多巴胺／Yim J. “Therapeutic benefits of laughter in mental health: a theoretical review” *Tohoku J. Exp. Med*. 2016, Vol.239, p.243-249

27. 聽喜歡的音樂會分泌多巴胺／Ferreri L,et.al., “Dopamine modulates the reward experiences elicited by music”, *Proc. Natl. Acad. Sci. USA*., 2019, Vol.116（9）, p.3793-3798

28. 活動身體會分泌多巴胺／Lin TW. & Kuo YM., “Exercise benefits brain the function: the monoamine connection”, *Brain Sci*., 2013, Vol.3（1）, p.39-53

29. 看到男女朋友的照片就能活化多巴胺神經／Takahashi K,et.al. “Imaging the passionate stage of romantic love by dopamine dynamics”, *Front. Hum. Neurosci.,* 2015, Vol.9, p.191

30. 預料之外的驚喜與多巴胺／Anselme P. & Robinson MJ. “What motivates gambling behavior?

"Insight into dopamine's role" *Front. Behav. Neuroscience.* 2013, Vol.7:182

31. 從複數選項中選擇／Yun M. et.al. "Signal dynamics of midbrain dopamine neurons during economic decision-making in monkeys" *Sci. Adv.*, 2020, Vol.6（27）, eaba4962
32. 年齡增長後催產素也會增加／Zak PJ., et.al., "Oxytocin Release Increases With Age and Is Associated With Life Satisfaction and Prosocial Behaviors", *Front. Behav. Neuroscience.*, 2022, Vol.6, p.846234
33. 夫妻一起挑戰新事物／Aron A., et.al. "Couples'shared participation in novel and arousing activities and experienced relationship quality", *J. Pers. Soc. Psychol.*, 2000, Vol.78（2）, p.273-84
34. 一起慶祝紀念日／Gable SL. & Reis H. "Chapter 4-Good News!Capitalizing on Positive Events in an Interpersonal Context" *Ad. Exp. Soc. Psych.* Vol.42, p.195-257
35. 對人際關係滿意度越高越幸福／哈佛成人發展研究：https://www.adultdevelopmentstudy.org/grantandglueckstudy
36. 孤獨情緒會導致失智症發病風險高達兩倍／Akhter-Khan SC., et.al., "Associations of loneliness with risk of Alzheimer's disease dementia in the Framingham Heart Study", *Alzheimers Dement.*, 2021,Vol.17（10）, p.1619-1627
37. 孤獨感會提升十年後罹患失智症的風險／Salinas J ., "Association of Loneliness With 10-Year Dementia Risk and Early Markers of Vulnerability for Neurocognitive Decline", *Neurology*, 2022,

Vol.98（13）, e1337-e1348

38. 孤獨感會提升二十六～三十二%的死亡風險╱Holt-Lunstad J. "Loneliness and social isolation as risk factors for mortality: a meta-analytic review" *Perspect. Psychol. Sci.* 2015, Vol.10（2）, p.227-37.

39. 人際關係數量過多，大腦會無法處理╱Lindenfors P. et.al., "Dunbar's number'deconstructed" *Biol. Lett.,* 2021,Vol.17（5）, 20210158

40. 在酒吧喝酒的人幸福度很高╱Dunbar RIM. et.al. "Functional Benefits of（Modest）Alcohol Consumptionp" *Adapt. Human Behav. Physiol.* 2017, Vol.3（2）, p.118-133.

41. 壓力會提高罹患失智症的風險╱Franks KH. et.al. "Association of Stress with Risk of Dementia and Mild Cognitive Impairment: A Systematic Review and Meta-Analysis" *J. Alzheimers Dis.* 2021, Vol.82（4）, p.1573-1590

42. 樂觀的人比較不容易出現認知障礙╱Gawronski, KAB. et.al. "Dispositional optimism and incidence of cognitive impairment in older adults", *Psychosomatic Medicine*, 2017, Vol.78（7）, p.819-828

43. 八十歲有高度精神官能症傾向的人，轉移到輕度失智症的風險提升十二%╱Yoneda T .et. al. "Personality traits, cognitive states, and mortality in older adulthood", *J. Pers. Soc. Psychol.,* 2022, Apr. 11, online

44. 能夠自己做選擇的時候幸福度就會提升／西村和雄，八木匡，〈幸福感與自我選擇——日本的實證研究〉，RIETI- 獨立行政法人經濟產業研究所，2018

45. 作業興奮／Mikicin M. et.al.“Effect of the Neurofeedback-EEG Training During Physical Exercise on the Range of Mental Work Performance and Individual Physiological Parameters in Swimmers” *Appl. Psychophysiol. Biofeedback,* 2020, Vol.45（2）, p.49-55

46. 對新事物保持開放態度的人，認知功能不容易下滑／西田裕紀子，其他，〈中高齡人的開放性對智能產生的影響：以六年為限〉，發達心理學研究、2012, 23（3）, p.276-86

47. 對知識充滿好奇心的人，側頭頭頂部不會萎縮，記憶較容易鞏固／Taki Y. et.al. *Human Brain Mapping,* 2012, Vol.34（12）, p.3347-53／Gruber M.J., et.al., *Neuron,* 2014, Vol.84（2）, p.486-96

48. 有社會交流最多可以減少四十五%罹患失智症的風險／Saito T., et.al.,“Influence of social relationship domains and their combinations on incident dementia: a prospective cohort study”, *J. Epidemiol. Community Health,* 2018, Vol.72（1）, p.7-12

49. 催產素可以活化多巴胺神經／Hung, L. W.,“Gating of social reward by oxytocin in the ventral tegmental area”, *Science,* 2017, Vol.357, p.1406-1411／Dölen, G., et.al.,“Social reward requires coordinated activity of nucleus accumbens oxytocin and serotonin”, *Nature,* 2013, Vol.501, p.179-184

50. 年長者在塞車煩躁時偏向使用左腦／田中龍三郎，其他，〈高齡者塞車時的攻擊性會增

高：使用模擬駕駛與近紅外線分光法〈NIRS〉研究〉，發達心理學研究，Vol.29（3）,2018

51. 一百歲以上的人瑞擁有很多休息基因／Zullo JM., "Regulation of lifespan by neural excitation and REST", *Nature*, 2019, Vol.574（7778）, p.359-364

52. 休息基因可以預防阿茲海默症型的失智症／LuT., et.al. "REST and stress resistance in ageing and Alzheimer's disease", *Nature*, 2014, Vol.507（7493）, p.448-54

53. 有生存目標的人，就算大腦萎縮，認知機能仍然很高／Boyle PA., et.al., "Effect of purpose in life on the relation between Alzheimer disease pathologic changes on cognitive function in advanced age", Arch. Gen. Psychiatry, 2012, Vol.69（5）, p.499-505

54. 小小的目標可以活化前額葉皮質／Hosoda C., et.al., "Plastic frontal pole cortex structure related to individual persistence for goal achievement", *Commun.* Biol., 2020, Vol.3（1）:194

55. 笑可以改善睡眠品質／Ko HJ.,et.al., "The effects of laughter therapy on depression,cognition, and sleep among the community-dwelling elderly", *Geriatr. Gerontol. Int.*, 2012, Vol. 11, p.267-274

56. 幾乎不笑的年長者，罹患失智症的風險比每天笑的男性高二・一倍、女性高二・六倍／大平哲也，其他〈笑容・幽默療法的失智症預防與改善〉，老年精神醫學，2011,Vol.22（1）, p.32-38

57. 不笑的人老後需他人照護的機率高一・四倍／Tamada Y., et.al., "Does laughter predict onset

of functional disability and mortality among older Japanese adults? the JAGES prospective cohort study”, *Journal of Epidemiology* 2020

第3章　診斷大腦老化程度的方法

58. 成人之後神經仍然能再生／Ming, G.L. & Song, H., “Adult neurogenesis in the mammalian brain: significant answers and significant questions”, *Neuron*, 2011, Vol.70（4）, p.687-702

59. 神經直到九十歲都能新生／Moreno-Jiménez EP, et.al., “Adult hippocampal neurogenesis is abundant in neurologically healthy subjects and drops sharply in patients with Alzheimer's disease”, *Nat. Med.,* 2019, Vol.25（4）, p.554-560

60. 閉眼單腳站立的年齡別平均分數／國立長壽醫療中心研究所（NILS-LSA）・老化相關長期縱斷疫學研究 主題研究 第五次調查二〇〇六年七月～二〇〇八年七月

61. 睜眼單腳站立低於二十秒以下可能有些微腦出血／Tabara Y, et.al., “Association of postural instability with asymptomatic cerebrovascular damage and cognitive decline: the Japan Shimanami health promoting program study”, *Stroke,* 2015, Vol.46（1）, p.16-22

62. 練習閉眼單腳站立，分數就能提高／神田舞子、小林量作〈年輕健康女性之閉眼單腳站立練習效果〉理學療法學、42卷（2015）2號

63. 如果有平衡感，十四年後仍能獨立生活／Nakamoto M,et.al., "Higher gait speed and smaller sway area decrease the risk for decline in higher-level functional capacity among middle-aged and elderly women", *Arch. Gerontol. Geriatr.*, 2015, Vol.61（3）, p.429-436

64. 走路快的人越能獨立生活／Nakamoto M., "Higher gait speed and smaller sway area decrease the risk for decline in higher-level functional capacity among middle-aged and elderly womenArchives of Gerontology and Geriatrics", 2015, Vol.61, p.429-436

65. 睜眼單腳站立三十秒，就能降低一年內跌倒的機率／理學療法科學，2006, Vol.21（4）, p 437-440

66. 能睜眼單腳站立的人，關節的可動範圍大／Matsunaga, I. et.al. "Effects of becoming able to Stand on one Leg on Walking in the Elderly", 2010

67. 睜眼單腳站立、握力、步行速度、從椅子上起身的時間與死亡率有關／Cooper R,et.al. "Objectively measured physical capability levels and mortality: systematic review and meta-analysis", BMJ, 2010, 341: c4467

68. 睜眼單腳站立雙腿時間差十秒以上，移動能力較低／運動疫學研究，22卷2號〈當地高齡者單腳站立時間左右差與運動障礙症候群的關聯〉

69. 動力腦與紋狀體／Liu H., et.al., "Toward whole-brain dopamine movies: a critical review of PET imaging of dopamine transmission in the striatum and cortex", *Brain Imaging Behav.*, 2019, Vol. 13（2）, p.314-322

70. 年齡增長與多巴胺╲Oua M. "Age-related decline of dopamine synthesis in the living human brain measured by positron emission to omography with L-[beta-11C]DOPA", *Life Sci.,* 2006, Vol.79（8）, p.730-6╲Shingai Y, et.al., "Age-related decline in dopamine transporter in human brain using PET with a new radioligand [18F]FE-PE2I", *Ann. Nucl. Med.,* 2014, Vol.28（3）, p.220-6

71. 年齡增長與男性荷爾蒙 Goeren LJ. "Androgens and male aging: Current evidence of safety and efficacy" *Asian J. Androl.* 2010, Vol.12（2）, p.136-51

72. 前額葉皮質與年齡增長與客觀判斷腦╲Zanto T.P. & Gazale A., "Aging of the frontal lobe", *Handb. Clin. Neurol.,* 2019, Vol.163, p.369-389

73. 海 馬 迴 與 記 憶 腦╲Dahan L., et.al., "Age-related memory decline, dysfunction of the hippocampus and therapeutic opportunities", *Prog. Neuropsychopharmacol. Biol. Psychiatry,* 2020, Vol.102, 109943. doi:10.1016/j.pnpbp.2020.109943

74. 島葉與前扣帶迴皮質（ＡＣＣ）與共鳴腦╲Singer T., et.al., "Empathic neural responses are modulated by the perceived fairness of others", *Nature,* 2006, Vol.439（7075）, p.466-9.

75. 聽覺退化，認知功能也會變差╲Campbell J. & SharmaA., "Cross-modal re-organization in adults with early stage hearing loss ", *PLoS One*, 2014, Vol.9（2）, e90594

76. 三十～四十歲的人也會變成高齡腦╲Elliott ML. "Disparities in the pace of biological aging among midlife adults of the same chronological age have implications for future frailty risk and

policy” *Nat. Aging,* 2021, Vol.1(3), p.295-308

第 4 章　讓大腦更年輕的運動

77. 協調運動最能改善認知功能／Ludyga S, et.al., “Systematic review and metaanalysis investigating moderators of long-term effects of exercise on cognition in healthy individuals”, *Nat. Hum. Behav.,* 2020, Vol.4（6）, p.603-612

78. 使用球類改善認知功能／Wei XH. & Ji L., “Effect of handball training on cognitive ability in elderly with mild cognitive impairment”, *Neurosci. Lett.,* 2014, Vol.566, p.98-101 ＼ Budde H., et.al., “Acute coordinative exercise improves attentional performance in adolescents”, *Neurosci. Lett.,* 2008, Vol.441（2）, p.219-23

79. 桌遊、樂器演奏、舞蹈可以降低罹患失智症的風險／Verghese J., “Leisure activity and the risk of dementia in the elderly”, *N. Eng. J. Med.,* 2003, Vol.348, p.2508-46

80. 同時使用左右腦可以提升認知功能／Suzuki, M. et.al, “Neural Correlates of Working Memory Maintenance in Advanced Aging: Evidence From fMRI”, *Frontiers in Aging Neuroscience,* 2018, Vol.10, Article358

第5章 讓大腦更年輕的健康習慣

81. 確實咀嚼可以提升運動機能與健康機能／Miura,H., et.al., "Chewingability and quality of life among the elderly residing in a rural community in Japan", *J. Oral Rehabilitation*, 2000, Vol.27, p.731-4／Takata, Y., et.al., "Relationship of physical fitness to chewing in an 80-year-old population", *Oral Diseases*, 2004, Vol.10, p.44-9／Akifusa, S., et.al., "Relationship of number of remaining teeth to health-related quality of life in community-dwelling elderly", *Gerodontology*, 2005, Vol.22, p.91-7／Shimazaki, Y., et.al., "Influence of dentition status on physical disability, mental impairment, and mortality in institutionalize elderly people", *J. Dent. Res.*, 2001, Vol.80, p.340-5

82. 咀嚼可以提升動力／Momose, T., et.al. "Effect of mastication on regional cerebral blood flow in humans examined by positron-emission tomography with 150-labelled water and magnetic resonance imaging", *Arch. Oral Biol.*, 1997, Vol.42（1）, p.57-61

83. 咀嚼可以提升記憶力／Hirano Y., et.al., "Effects of chewing in working mem- ory processing", *Neurosci. Lett.*, 2008, Vol.436（2）, p.189-192／Onozuka M , et.al., "*Impairment of spatial* memory and changes in astroglial re- sponsiveness following loss of molar teeth in aged SAMP8 mice", *Behav. Brain Res.*, 2000, Vol.108（2）, p.145-155

84. 咀嚼可以防止失智症／Kondo K., et.al., "A case-control study of Alzheimer's disease in Japan

significance of life-styles", *Dementia*, 1994, Vol.5（6）, p.314-326＼近藤喜代太郎，〈阿茲海默型的危險因子 WHO・NIA・EC 研究團隊分析，臨床精神醫學〉，1990,Vol.19, p.575-582＼Squire LR. & Zola-Morgan S, "The medial temporal lobe memory system", *Science*, 1991, Vol.253（5026）, p.1380-1386

85. 咀嚼可以提升免疫力＼Seki M., et.al. "Mastication Affects Transcriptomes of Mouse Microglia", *Anticancer Research,* 2020, Vol.40, p.4719-4727

86. ＢＭＩ過高的人大腦有萎縮現象＼Ronan L. et.al. "Obesity associated with increased brain age from midlife" *Neurobiol. Aging,* 2016, Vol.47, p.63-70

87. 過瘦壽命會縮短一百二十九～二百一十二天＼Aida J., "Social and Behavioural Determinants of the Difference in Survival among Older Adults in Japan and England", *Gerontology*, 2018, Vol.64（3）, p.266-277.

88. BMI 過高或過低，死亡率都會升高＼Sasazuki S. et.al. "Research Group for the Development and Evaluation of Cancer Prevention Strategies in Japan. Body mass index and mortality from all causes and major causes in Japanese: results of a pooled analysis of 7 large-scale cohort studies" *J. Epidemiol.* 2011, Vol.21（6）, p.417-30

89. 中年肥胖會提高失智症的風險，高齡肥胖反而有益處（肥胖悖論）＼Kloppenborg RP. et.al "Diabetes and other vascular risk factors for dementia: which factor matters most? A systematic review", *Eur. J. Pharmacol.,* 2008, Vol.585（1）, p.97-108

90. 一百歲人瑞當中，男性五十九・六%、女性五十七・六%幾乎每天攝取動物性蛋白質／喝牛奶的人十年後的生存率較高／Shibata H., et.al., "Nutrition for the Japanese elderly", *Nutr. Health,* 1992, Vol.8（2-3）, p.165-75

91. 攝取肉類、魚類、蛋類可以預防虛弱／Alexandrov NV., et.al. "Dietary Protein Sources and Muscle Mass over the Life Course: The Lifelines Cohort Study", *Nutrients,* 2018, Vol.10（10）, E1471

92. 素食者腦中風的風險較高（膽固醇低，腦中風的風險高）／Tong TYN., et.al., "Risks of ischaemic heart disease and stroke in meat eaters, fish eaters, and vegetarians over 18 years of follow-up: results from the prospective EPIC-Oxford study", *BMJ.,* 2019, Vol.366, 14897

93. 動物性蛋白質中的維生素 B_{12} 不足，大腦就會萎縮／Vogiatzoglou A., "Vitamin B12 status and rate of brain volume loss in community-dwelling elderly", *Neurology,* 2008, Vol.71（11）, p.826-32

94. 吃得少的人死亡率比食慾旺盛的人高兩倍／Huang YC. et.al. "Appetite predictsmortality in free-living older adults in association with dietary diversity. A NAHSIT cohort study" *Appetite,* 2014,Vol.83, p.89-96

95. Sirtuin 基因可以讓大腦、心臟、皮膚、眼睛、聽力回春／Rajman L., "Therapeutic Potential of NAD-Boosting Molecules: The In Vivo Evidence", *Cell Metab.,* 2018, Vol.27（3）, p.529-547

96. 活化 Sirtuins 基因的七大食材群／Ricordi C., et.al. "Role of Exrcise and Natural Protective Substances on Sirtuin Activation", *J. Phys. Med. Rehabil.,* 2021, Vol. 3（2）, p.40-50

97. 鞣花酸的美白效果／Kasai K., et.al. “Effects of oral administration of ellagic acid-rich pomegranate extract on ultraviolet-induced pigmentation in the human skin”, *J. Nutr. Sci. Vitaminol.*, 2006, Vol.52（5）, p.383-8

98. 血液中的維生素D濃度高，就能減低跌倒的機率（一千三百九十三名七十五歲以上的日本女性）／Shimizu Y., e tal., “Serum 25-hydroxyvitamin D level and risk of falls in Japanese community-dwelling elderly women: a 1-year follow-up study”, *Osteoporos. Int.* 2015, Vol.26, p.2185-92

99. 在日本製造一天所需維生素D（10μg）的日照時間／日本醫事新報，No.4850，二〇一七年

100. 重聽是失智症發病最大的風險／Livingston G., et.al “Dementia prevention, intervention, and care: 2020 report of the Lancet Commission”, *Lancet*, 2020, Vol.396（10248）, p.413-446

101. 二十多歲女性的聽力下降至四十歲左右／Wasano K., “Patterns of hearing changes in women and men from denarians to nonagenarians”, *Lancet Reg. Health West Pac.*, 2021, Vol.9, p.100-131

102. 使用降噪耳機減輕重聽的風險／Hoshina., et.al., “Effects of an Active Noise Control Technology Applied to Earphones on Preferred Listening Levels in Noisy Environments”, *J. Audiol. Otol.*, 2022 Mar 24, Epub

103. 戴上助聽器，重聽的人認知能力也和健康的人一樣／Amieva H., et.al. “Self-Reported Hearing Loss, Hearing Aids, and Cognitive Decline in Elderly Adults: A 25-Year Study”, *J. Am.*

Geriatr. Soc., 2015, Vol.63（10）, p.2099-104

104. 重聽放著不管，認知功能會老七歲／Lin F.R., et.al., "Hearing loss and cognition among older adults in the United States", *J. Gerontol. A Biol. Sci. Med. Sci.*, 2011, Vol.66A, p. 1131-1136

105. 重聽者的社會孤立現象，會導致認知功能的衰退／Ray J., et.al., "Association of cognition and age-related hearing impairment in the Eng- lish longitudinal study of aging", *JAMA Otolaryngol. Head Neck Surg.*, 2016, Vol.144, p.876-882

第 6 章　讓大腦更年輕的生活習慣

106. 預設網路模式／Raichle ME. "The brain's default mode network" *Annu. Rev. Neurosci.* 2015, Vol.38, p.433-47

107. 興趣越多，越不容易罹患失智症／Ling L., et.al., "Types and number of hobbies and incidence of dementia among older adults: A six-year longitudinal study from the Japan Gerontological Evaluation Study（JAGES）, 日本公衛誌，2020 Vol.67（11）, p.800-810

108. 日本人容易感受到生存意義的前三名／高齡者的生活與意識相關之國際比較調查，平成二十七年度（內閣府）

109. 興趣越多，死亡風險越低／Kobayashi T., et.al. "Prospective Study of Engagement in Leisure

Activities and All-Cause Mortality Among Older Japanese Adults", *J. Epidemiol.*, 2022, Vol.32（6）, p.245-253

110. 飼養寵物可以降低孤獨感／Banks MR.& Banks WA., "The effects of animal-assisted therapy on loneliness in an elderly population in long-term care facilities", *J. Gerontol. A Biol. Sci. Med. Sci.*, 2002, Vol.57（7）, M428-32

111. 和動物對話可以分泌催產素／Marshall-PesciniS., et.al., "The Role of Oxytocin in the Dog-Owner Relationship", *Animals*（*Basel*）, 2019, Vol.9（10）, p.792

112. 小狗只要看著飼主的眼睛就會分泌催產素／Nagasawa M., "Social evolution. Oxytocin-gaze positive loop and the coevolution of human-dog bonds", *Science*, 2015, Vol.348（6232）, p.333-6

113. 和寵物待在一起血壓就會降低／Motooka, M .,et.al. "The physical effect of animal assisted therapy with dog", *Japan J. Nursing*, 2002, Vol.66, p.360-367／Lynch J. 1983 十章，看著動物和動物對話等行為與血壓的關係——與生物相互作用的生理結果——凱薩、A.M. &貝克、A.M. 編伴侶關係研究會翻譯／1991 伴侶關係・動物 誠心書房，p.119-130

114. 飼養寵物可以減緩認知功能衰退的速度／"Companion Animals and Cognitive Health A Population-Based Study - Do Pets Have a Positive Effect on Your Brain Health? *Study Shows Long-Term Pet Ownership Linked to Slower Decline in Cognition Over Time*", American Academy of Neurology 74th Meeting Press Release 2022, Feb.23,

115. 養狗可以減少照護或死亡的風險（養貓沒有這種效果）／Taniguchi Y., "Evidence that

dog ownership protects against the onset of disability in an older community-dwelling Japanese population", *PLoS One,* 2022, Feb 23, Vol.17（2）, e0263791

116. 照顧小狗可以降低失智症風險／Opdebeeck C., et.al., "What Ae the Benefits of Pet Ownership and Care Among People With Mild-to-Moderate Dementia? Findings From the IDEAL programme", *J. Appl. Gerontol.,* 2021, Vol.40（11）, p.1559-1567

117. 帶著小狗可以要到電話／Gueguen N. & Serge C., "Domestic Dog as Facilitators in Social Interaction: An Evaluation of Helping and Courtship Behaviors", *Anth. A Multidis. J. Inter. People & Animals,* 2014, Vol.21（4）

118. 獨居但是養狗可以降低三十三%死亡率／Mubanga M. et.al. "Dog ownership and the risk of cardiovascular disease and death - a nationwide cohort study", *Sci. Rep.,* 2017, Vol.7（1）, 15821

119. 房間寒冷血壓就會上升／Umishio, w., et.al. "Cross-Sectional Analysis of the Relationship Between Home Blood Pressure and Indoor Temperature in Winter: A Nationwide Smart Wellness Housing Survey in Japan", *Hypertension,* 2019, Vol.74（4）

120. 室溫低於十六度會影響呼吸系統，低於十二度高血壓、心血管疾病風險會提高／Office of the Deputy Prime Minister, Housing Health and Safety Rating, System Operating Guidance, Housing Act 2004, *Guidance about inspections and assessment of hazards given under Section 9, London,* Feb. 2006

121. 房間溫度維持在二十五度工作效率會比二十度好／Susan S. Lang, "Study links warm offices

to fewer typing errors and higher productivity”, *Cornell Chronicle,* October 19, 2004

122. 辦公室的工作維持室溫二十二度效率最好／Olli Seppa nen, et.al., “Effect of Temperature on Task Performance in Offfice Environment”, 2006

123. 網際網路檢索可以大幅活化大腦／Small Gw. et.al. “Your brain on Google: patterns of cerebral activation during internet searching”, *Am. J. Geriatr. Psychiatry,* 2009, Vol. 17（2）p.116-26 patterns of cerebral

124. 每週透過社群媒體使用一次網路學習新知或實現社會性目的、娛樂，認知功能較高，但社群媒體使用超過一次以上認知功能就會降低，娛樂低於一次以下認知功能也會降低（中國的研究）／Yu, X. et.al.“Impact of internet Use on Cognitive Decline in Middle-Aged and Older Adults in China: Longituginal Observational Study.” *Journal of medical Internet research*, 2022, Vol. 24（1）, e25760

125. 使用網路可以讓中高齡降低四十%的失智症風險／d'Orsi, E.et.al “Is use of the internet midlife associated with lower dementia incidence? Results from the English Longitudinal Study of Ageing.” *Aging & mental health,* 2018, Vol. 22（11）, p.1525-1533

126. 使用社群網路會使高齡者孤獨感些微增加：Casanova, G.et.al. “The Effect of Information and Communication Technology and Social Networking Site Use on Older People's Well-Being in Relation to Loneliness: Review of Experimental Studies.” *J. Med. Int. Res. 2021*, Vol.23（3）, e23588

127. 數位工具對大腦健康的影響：好處與壞處（不習慣使用網路的年長者，使用網路檢索可以顯著活化大腦）╱Small, GW.et.al. “Brain health consequences of digital technology use “*Dialogues in clinical neuroscience*, 2020, Vol.22（2）, p.179-187

128. 過度使用網路，會讓男性的認知功能降低：Ihle, A.et.al. “Internet use in old age predicts smaller cognitive decline only in men”, *Scientific reports*, 2020, Vol.10（1）, 8969

129. 手寫比打字更容易記住新的文字╱Longcamp M.et.al. “Remembering the orientation of newly learned characters depends on the associated writing knowledge: a comparison between handwriting and typing”, *Hum. Mov. Sci.,* 2006, Vol.25（4-5）, p.646-56╲Mangen A. et.al. “Handwriting versus keyboard writing: effect on word recall”, *J. Writing Res.* 2015, Vol.72, p.227-247

130. 手寫的學習效率比電腦好╱Mueller PA. & Oppenheimer DM. “The pen is mightier than the keyboard: advantages of longhand over laptop note taking” *Psychol. Sci.* 2014, Vol.25（6）,p. 1159-68

131. 手寫的效果就是可以統合認知和身體行動╱Ose A., et.al. “The Importance of Cursive Handwriting Over Typewriting for Learning in the Classroom: A High-Density EEG Study of 12-Year-Old Children and Young Adults”, *Front. Psych.*, 2020, Vol. 11, 1810╲Kiefer M. et.al. “Handwriting or typewriting? The influence of pen- or keyboard-based writing training on reading and writing performance in preschool children”, *Adv. Cogn. Psychol.,* 2015, Vol.11, p.136-146.

132. 手寫可以大範圍活化人腦／Asci, F.et.al. “Handwriting Declines With Human Aging: A Machine Learning Study.” *Frontiers in aging neuroscience*, 2022, Vol. 14, 889930

133. 使用紙本手帳比電子工具更容易活化記憶腦／Umejima K. et.al. “Paper Notebooks vs.Mobile Devices: Brain Activation Differences During Memory Retrieval” *Front. Behav. Neurosci.* 2021,Vol.15: 634158

134. 手寫比使用電子預定表更容易提升記憶回想的大腦活動／Umejima K. et.al. “Paper Notebooks vs. Mobile Devices: Brain Activation Differences During Memory Retrieval” *Front. Behav. Neurosci.* 2021, Vol.15:634158

135. 寫感謝信可以提升人生滿意度／Hosaka C. &Shiraiwa Y. “The effects of writing a gratitude letter on life satisfaction”, *Journal of Human Environmental Studies*, Vol.19（1）, 2021

136. 表達感謝，對方會超乎想像地開心／Kumar A.& Epley N. “Undervaluing Gratitude: Expressers Misunderstand the Consequences of Showing Appreciation”, *Psychol. Sci.*, 2018, Vol.29（9）, p.1423-1435

137. 寫出自己理想的未來可以減輕壓力、增加幸福感／Laura, AK., “The Health Benefits of Writing about Life Goals”, *Personal. Soc. Psycho. Bulletin*, Vol.27（7）, p.798-807／Teismann T., et.al., “Writing about life goals: effects on rumination, mood and the cortisol awakening response”, *J. Health. Psychol.*, 2014, Vol.19（11）, p.1410-9

138. 寫下發生的好事可以改善四至六週後的健康狀態／Burton CM. & King LA. “The health

benefits of writing about positive experiences: the role of broadened cognition”, *Psychol. Health,* 2009, Vol.24（8）, p.867-79

139. 經常量體重的人比較容易減重╲Helander EE., “Are breaks in daily self-weighing associated with weight gain?” *PLoS One,* 2014, Vol.9（11）, e113164

140. 光是規劃旅行，就能提升幸福度╲Jeroen Nawijn,et.al, “Vacationers Happier, but Most not Happier After a Holiday” *Appl. Res. Qual. Life,* 2010, Vol.5（1）, p.35-47

141. 寫下討厭的心情，就能提升自信和幸福感╲Stephen JL & Joshua MS. “The Writing Cure: How Expressive Writing Promotes Health and Emotional Well-Being”, *Amer Psychological Assn* ╲Tonarelli, A. et.al. “Expressive writing. A tool to help health workers. Research project on the benefits of expressive writing”, *Acta. bio-medica : Atenei Parmensis*, 2017, Vol. 88（5S）, p.13-21

142. 寫下討厭的心情，就能提升認知功能╲DiMenichi Bryne C. et.al. “Effects of Expressive Writing on Neural Processing During Learning”, *Frontiers in human neuroscience*, 2019, Vol.13, 389

143. 高齡者工作在人生滿足感、健康狀態、認知功能、失智症風險減少、延長壽命等方面都有正面作用╲Maestas N. et.al. “*The American working conditions survey finds that nearly half of retirees would return to work*”, Santa Monica: RAND Corporation; 2019╲Choi E. et.al. “Longitudinal relationships between productive activities and functional health in later years: A multivariate latent growth curve modeling approach”, *The Inter. J. Aging & Human Development,*

2016, Vol.83（4）, p.418–440╲Adam S. et.al., “Occupational activity and cognitive reserve: Implications in terms of prevention of cognitive aging and Alzheimer's disease”, *Clinical Interventions in Aging*, 2013, Vol.8:377╲Bonsang E. et.al. “Does retirement affect cognitive functioning?”, Journal of Health Economics, 2012, Vol.31（3）, p.490–501╲Grotz C. et.al.,” Why is later age at retirement beneficial for cognition? Results from a French population-based study”, *J. Nutr. Health & Aging*, 2016, Vol.20（5）, p.514–519╲Wu C. et.al., “Association of retirement age with mortality: A population-based longitudinal study among older adults in the USA”, *J. Epidem. & Commu. Health*, 2016, Vol.70（9）, p.917–923

144. 年輕時的經驗和技術，在年齡增長後身體仍然會有記憶╲Taylor JL.Et.al. “Pilot age and expertise predict flight simulator performance: a 3-year longitudinal study”, *Neurology*, 2007, Vol.68（9）, p.648-654

第7章　讓大腦更年輕的思維模式

145. 主觀年齡年輕的人，大腦的灰白質密度高，記憶力也較好／Kwak S.et.al. "Feeling How Old I Am: Subjective Age Is Associated With Estimated Brain Age" Front. Aging Neurosci. 2018, Vol.10:168

146. 只要一心認為自己還年輕，大腦和身體都能回春／Langer EJ. "*Counter clockwise: mindful health and the power of possibility*" New York, NY, USA: Ballantine Books, 2009

147. 染髮讓外表看起來年輕，血壓也會恢復年輕時的水準／Laura M. Hsu, et.al "The Inuence of Age-Related Cues on Health and Longevity" Association for Psychological Science, Vol 5（6）, 2010

148. 外表看起來年輕，血管年齡也會年輕／Kido M.et.al. "Perceived age of facial features is a significant diagnosis criterion for age-related carotid atherosclerosis in Japanese subjects: J-SHIPP study" Geriatr. Gerontol.Int. 2012, Vol.12（4）, p.733-40

149. 主觀年齡越年輕，對未來的自己會更正面思考／Kornadt AE.et.al. "Subjective Age Across the Life Span: A Differentiated, Longitudinal Approach" J. Gerontol. B. Psychol. Sci. Soc. Sci., 2018,Vol.73（5）, p.767-777

150. 主觀年齡對壽命也有影響／Stephan Y. "Subjective Age and Mortality in Thee Longitudinal Samples" Psychosom. Med. 2018, Vol.80（7）, p.659-664

151. 維持現狀的保守偏誤／Katz PS.“The conservative bis of life scientists”Curr.Biol. 2019, Vol.29（14）, R666-R667

152. 沉默成本效應／Strough J.“What were they thinking? Reducing sunk-cost bias in a life-span sample”Psychol. Aging, 2016, Vol.31（7）, p.724-736

153. 擁有靈活思考方式的人，能力會較好／Yeager DS.“A national experiment reveals where a growth mindset improves achievement”Nature, 2019, Vol.573（7774）, p.364-369

154. 語言會影響思考和行為／Bargh JA.“Automaticity of social behavior: direct effects of trait construet and stereotype-activation on action”J. Pers. Soc. Psychol. 1996, Vol.71（2）, p.230-44

155. 八十歲且有精神官能症傾向的人，輕度認知障礙的風險高出十二%／Yoneda T,“Personlit states, and mortality in older adulthood”J. Pers. Soc. Psychol. 2022

156. 樂觀的人認知障礙風險較低／Gawronski, KAB.“Dispositional optimism and incidence of cognitive impairment in older adults”Psychosomatic Medicine, 2017, Vol.78（7）, p.819-828

157. 擬聲詞可以大範圍活化大腦／Arata M. et.al.“Semantic processing of mimetic words in deaf individuals : An fMRI study”／Kanero J. et.al.,“How sound symbolism is processed in the brain: a study on Japanese mimetic words”PLoS One, 2014, Vol.9（5）, e9790／Arata, M., et.al., Gesture in language: How sound symbolic words are processed in the brain（pp.1374-1379）. In the Proceeding of the 32nd Annual meetings of the Cognitive Science Society.

158. 從鼻腔吸入催產素，就會持續信任對方／Baumgartner, T. et.al. “Oxytocin shapes the neural circuitry of trust and trust adaptation in humans” Neuron, 2008, Vol.58（4）, p.639-650／Kirsch, P. et.al. “Oxytocin modulates neural circuitry for social cognition and fear in humans” Journal of Neuroscience, 2005, Vol.25（49）, p.11489-11493

159. 正面思考偏誤會隨年齡增長加強／Reed AE. & Carstensen LL. “The theory beind the age-related positivity effect”, Front. Psychol. 2012, Vol.3, Article 339

160. 彩排效應／Liu LL. & Park DC. “Aging and medical adherence: the use of automatic processes to achieve effortful things” Psychol. Aging, 2004, Vol.19（2）, p.318-25／When I'm 64, National Research Council（US）Committee on Aging Frontiers in Social Psychology, Personality, and Adult Developmental Psychology; Carstensen LL, Hartel CR, editors.

161. 俯瞰效應／van Limpt-Broers HAT, et.al. “Creating Ambassadors of Planet Earth: The Overview Effect in K12 Education” Front. Psychol. 2020, Vol.11

162. 新加坡透過園藝預防孤獨與憂鬱的嘗試／https://www.wondriumdaily.com/ardening-to-prevent-loneliness-ranks-among-tips-for-better-aging/

163. 園藝會促進血清素分泌，提升幸福感／Lowry CA. et.al. “Identification of an immune-responsive mesolimbocortical serotonergic system: Potential role in regulation of emotional behavior” Neuroscience, 2007

164. 從事園藝可以減少對健康的不滿／Soga M. et. al. “Health Benefits of Urban Allotment

Gardening: Improved Physical and Psychological Well-Being and Social Integration" Int. J. Environ. Res. Public Health, 2017, Vol.14（1）;71

165. 使用非慣用手可以控制憤怒／Thomas F Denson, et.al. "Self-Control and Aggression" Current Directions in Psychological Science, 2012, DOI: 10.1177/0963721411429451

166. 充滿感謝與寬恕的人，較少出現突發的怒氣／García-Vázquez FI. et.al. "The Effects of Forgiveness, Gratitude, and Self-Control on Reactive and Proactive Aggression in Bullying" Int. J. Environ. Res. Public Health, 2020, Vol.17（16）:5760

第8章　讓大腦更年輕的人際關係

167. 點頭可以活化對方的大腦／Brain Activation Analysis of Entrainment by Listener's Nodding Response and Conversation Situation"，計測自動控制學會系統整合演講，2020

168. 光是點頭就可以提升四成好印象／Osugi T. & Kawahara JI., "Effects of Head Nodding and Shaking Motions on Perceptions of Likeability and Approachability", Perception, 2018, Vol.47（1）, p.16-29

169. 日本六十歲以上有四分之一的人沒有朋友 內閣府「平成二十七年度第八次高齡者的生活與意識相關之國際比較調查結果」

170. 六十歲以上有三分之一的人，除了家人以外沒有親近的朋友／內閣府「令和三年版高齡社會白皮書」

171. 有同質偏好（Homophily）比較容易成為朋友／Block P.& Grud T.“Multidimensinal Homophily in Friendship Networks” Netw. Sci.（Camb Univ Press）2014, Vol.2（2）, p.189-212

172. 和朋友聊天的內容／Yamaoka M. & Masunaga S.“Friendship among Elderly People: The relationships among functions of friendship, degre e of satisfaction with friendship and subjective well-being”, 學苑人類社會學系紀要 No.8689-19（20132）

173. 比起閒聊，深入的對話更能提升幸福度／Mehl MR.“Eavesdropping on happiness: well-being is related to having less small talk and more substantive conversations” Psychol. Sci. 2010, Vol.21（4）, p.539-41

174. 金錢觀不一致是離婚主因之一／Feffrey Dew.“Examining the Relationship Between Financial Issues and Divorce”, Family Relations Interdisciplinary Journal of Applied Family Science, Vol.61（4）, p. 615-628

175. 內向才能與對人交流的才能／《MI：活用個性的多重智慧理論》，霍華德・厄爾・加德納著（2001）

176. 影像會改變味覺／Tomono K. & Tomono A.“Cross-Modal Effect of Presenting Food Images on Taste Appetite” Sensors（Basel）, 2020, Vol.20（22）:6615

177. 老人臭的來源：2-壬烯醛從四十歲開始增加／Haze S. et.al.“2-Nonenal newly found in human body odor tends to increase with aging” J. Invest. Dermatol. 2001, Vol.116（4）, p.520-4

178. 喜歡一個人通常是因為外表，討厭一個人有九成是因為味道／東北大學 Academic Presentation

179. 香味會影響一個人外表的魅力／Spence C.“The scent of attraction and the smell of success: crossmodal influences on person perception” Cogn. Res. Princ. Implic. 2021, Vol.6（1）:46

180. 老人臭會對肌膚造成傷害／Nakanishi et.al.“Effects of trans-2-nonenal and olfactory masking odorants on proliferation of human keratinocytes” Biochem. Biophys. Res. Commun. 2021, Vol.9, p.548:1-6

181. 微氣泡浴可以抑制老人臭／Nishimura N.et.al.“Effectiveness of removal and prevention of aging odor by various bathing style”. Jpn. J. Biometeor. 2013, Vol.50（2）, p.107-115

182. 輔酶Q10可以減輕六十五～七十四歲女性的老人臭／Kachiyama M.& Hisda Y.“Effects of Oral Administration of CoenzymeQ10 to Nonenal in Skin Gas of Elderly Women”，日本補完代替療誌，2017, Vol.14（1）, p.17-22

183. 在家工作的老人臭會比外出上班多一．五倍／日本味覺與氣味學會第五十五屆大會二〇二一年九月二十二日

第9章　遠離壓力和失智症的方法

184. 自我肯定感╱Bailey JA. 2nd. "The foundation of self-esteem", *J. Natl. Med. Assoc.,* 2003, p.95（5）, p.388-393

185. 自我重要感╱McLean J. "Psychotherapy with a Narcissistic Patient Using Kohut's Self Psychology Model", Psychiatry（Edgmont）, 2007, Vol.4（10）, p.40-47

186. 做志工可以提升認知功能╱Carlson, Michelle C et.al. "Evidence for neurocognitive plasticity in at-risk older adults: the experience corps program." *The journals of gerontology. Series A, Biological sciences and medical sciences* vol.64,12（2009）: 1275-82. doi:10.1093/gerona/glp117

187. 回顧過去可以提升認知能力╱Sue Shellebarger "The Power of the Earliest Memories" The Wall Street Journal, April 7, 2014╲Zaman, W. & Fivush, R.（2011）. Intergenerational narratives and adolescents'emotional well-being, Journal of Adolescence, 21, 703-716

188. 人會喜歡二十四歲時流行的歌曲╱Morris B. Holbrook and Robert M.Schindler 1989, "Some Exploratory Findings on the Development of Musical Tastes," Journal of Consumer Research, Vol.16, p.119-124

189. 思考過去和未來的大腦迴路是一樣的╱Schacter DL & Addis DR. "Constructive memory the ghosts of past and future", Nature, 2007, Vol.445（7123）, p.27

190. 回想法可以提升失智症患者的認知能力／Namazi KH.& Haynes SR., "Sensory Stimuli Reminiscence for Patients with Alzheimer's Disease", Clinical Gerontologist, Vol.14（4）, p.29-46

191. 膽固醇數值低可以降低心肌梗塞的風險，但總死亡率會提升七％，癌症死亡率會提升四十八％，自殺或意外死亡率會提升七十八％／Muldoon MF. Et.al. "Lowering cholesterol concentrations and mortality: a quantitative review of primary prevention trials" BMJ. 1990, Vol.301（6747）, p.309-14

192. 膽固醇數值低的人容易罹患憂鬱症／Morgan RE. et.al "Plasma cholesterol and depressive symptoms in older men" Lancet, 1993, Vol.341（8837）, p.75-9

193. 血液中膽固醇含量低，自殺率就會提高／Zureik M.et.al "Serum cholesterol concentration and death from suicide in men: Paris prospective study I" BMJ. 1996, Vol.313（7058）, p.649-51

194. 膽固醇減少會影響血清素分泌，促使憂鬱和自殺／Mohole M.et.al. "Molecular Signatures of Cholesterol Interaction with Serotonin Receptors" Adv. Exp. Med. Biol. 2018, Vol.1112, p.151-160／Sarchiapone M. et.al. "Cholesterol and serotonin indices in depressed and suicidal patients" J. Affect. Disord. 2001, Vol.62（3）, p.217-9

195. 魚類膽固醇過低時，血清素會減少，變得具有攻擊性／Aguiar A.& Giaquinto PC. "Low cholesterol is not always good: low cholesterol levels are associated with decreased serotonin and increased aggression in fish" *Biol.* Open, 2018, Vol.7（12）

196. 膽固醇數值高，失智症的風險就會下降／Mielke MM. "High total cholesterol levels in late life

associated with a reduced risk of dementia” Neurology, 2005, Vol.64（10）, p.1689-95

197. 失智症發病前十年就可以觀察到體重減輕的現象／櫻井孝：肥胖與失智症 荷爾蒙與臨床 63（2）53-57, 2015.2.

198. 中年肥胖會提升失智症風險，但高齡者肥胖反而可以降低罹患失智症的風險（肥胖悖論）╲Kloppenborg RP. et.al. “Diabetes and other vascular risk factors for dementia: which factor matters most? A systematic review”Eur. J. Pharmacol. 2008, Vol.585（1）, p.97-108╲Loef M. & Walach H. “Midlife obesity and dementia: meta-analysis and adjusted forecast of dementia prevalence in the United States and China” Obesity（Silver Spring）2013, Vol.21（1）, E51-5

199. 阿茲海默與輕度失智症會出現嗅覺變差的現象╲Devanand DP. “Combining early markers strongly predicts conversion from mild cognitive impairment to Alzheimer's disease” Biol. Psychiatry. 2008, Vol. 64（10）, p.871- 9

200. 阿茲海默症會讓嗅覺細胞受損╲Zou YM. “Olfactory dysfunction in Alzheimer's disease” Neuropsychiatr. Dis. Treat, 2016, Vol.12, p.869-75

201. 六十到八十幾歲這段時間，嗅覺會變差╲Doty RL. “Smell identification ability: changes with age” Science, 1984, Vol.226（4681）, p.1441-3

202. 檸檬具有改變氣氛、減輕疲勞、增強活力的效果╲Kawamoto R.et.al. “The Effect of Lemon Fragrance Simple Mental Performance and Psychophysiological Parameters on during Rtsk Performance”, J. UOEH, 2005, Vol.27（4）, p.305-313╲Kiecolt-Glaser JK. “Olfactory

"influences on mood and autonomic, endocrine, and immune function" Psychoneuroendocrinology, 2008, Vol.33（3）, p.328-39

203. 薰衣草有提升工作記憶的功效／Chamine. I. & B.S. Oken, "*Aroma Effects on Physiologic and Cogantive Function Following Acute Stress: A Mechanism Investigation*", Journal of alternative and complementary medicine（New York, N.Y.）, 2016, Vol.22（9）, p. 713-721

204. 辣薄荷可以提升工作速度與專注力／Moss M. et.al., "Modulation of cognitive performance and mood by aromas of peppermint and ylang-ylang", Int. J. Neurosci., 2008, Vol.118（1）, p.59-77

205. 檜木可以減輕壓力、提升認知功能／Ikei H., et.al., "Physiological effect of olfactory stimulation by Hinoki cypress（Chamaecyparis obtusa）leaf oil", J. Physiol. Anthropol., 2015 Dec 22, p.34:44／Bae D., et.al., "Inhaled essential oil from Chamaecyparis obtuse ameliorates the impairments of cognitive function induced by injection of β-amyloid in rats", Pharm. Biol., 2012, Vol.50（7）, p.900-10

206. 迷迭香可以提升預期記憶力（記住接下來要做什麼的能力）／Moss M. et.al. "Aromas of rosemary and lavender essential oils differentially affect cognition and mood in healthy adults", Int. J. Neurosci. 2003, Vol.113（1）, p.15-38

207. 香薰可以提升專注力，連帶增強記憶力／二〇二一年經濟產業研究所之重要研究／香氛療法對於健康高齡者的認知功能改善是否有功效？——隨機比較實驗之驗證 二〇二一年一月

208. 咖啡香具有讓人變溫柔的效果／Baron RA. "The sweet smell of helping: Effects of pleasant ambient fragrance on prosocial behavior in shopping malls" Personality and Social Psychology Bulletin, 1997, Vol.23（5）, p.498-503

209. 咖啡與柳橙的香味，可以降低解數獨的壓力／Sakai N. "Effects of chemical senses on easing mental stress induced by solving puzzles", *The Japanese Journal of Research on Emotions*, 2009, Vol.17（2）, p.112-119

國家圖書館出版品預行編目資料

大腦不老化的人都這樣做！: 習慣養成 × 正念減壓 × 社交互動，58 個預防高齡腦技巧，實踐自主生活 / 西剛志著 ; 涂紋凰譯 . -- 臺北市 : 三采文化股份有限公司 , 2024.05
面； 公分 . -- (三采健康館 ; 161)
ISBN 978-626-358-332-0(平裝)

1.CST: 健腦法

411.19 113003301

個人健康情形因年齡、性別、病史和特殊情況而異，本書提供科學、保健或健康資訊與新知，非治療方法，建議您若有任何不適，仍應諮詢專業醫師之診斷與治療。

三采健康館 161

大腦不老化的人都這樣做！

習慣養成×正念減壓×社交互動，58 個預防高齡腦技巧，實踐自主生活

作者｜西剛志　繪者｜BIKKE　譯者｜涂紋凰
編輯二部 總編輯｜鄭微宣　責任編輯｜藍勻廷
美術主編｜藍秀婷　封面設計｜李蕙雲　選書編輯｜李嫜婷
版權部協理｜劉契妙　內頁排版｜陳佩君　校對｜黃薇霓

發行人｜張輝明　總編輯長｜曾雅青　發行所｜三采文化股份有限公司
地址｜台北市內湖區瑞光路 513 巷 33 號 8 樓
傳訊｜ TEL：（02）8797-1234　FAX：（02）8797-1688　網址｜ www.suncolor.com.tw
郵政劃撥｜帳號：14319060　戶名：三采文化股份有限公司
本版發行｜ 2024 年 5 月 3 日　定價｜ NT$420